하루 30분 운동으로 5짱 될 수 있다

하루 30분 운동으로 5짱 될 수 있다

한별 배재연 박사 지음

깊은솔

수십 년 동안 매일 아침 1시간 정도 조깅을 즐기던 전 K대통령은 1993년(66세) 청와대에 입성한 지 3년 정도 지난 어느 날 서울대학교 의대 교수인 주치의에게 "요즈음 아침에 조깅을 하니 무릎이 아파 고통스럽다"고 하소연을 하니까 그는 "각하! 조깅을 그만 두시고 수영을 하십시오."라고 권고해서 조깅 대신 수영을 한다는 기사를 읽은 적이 있다.

몇 년 뒤 TV나 전국 각지에서 건강 강의를 자주 하는 서울대의 H박사(69세)가 D일보와의 인터뷰에서 기자가 "박사님! 건강 관리는 어떻게 하느냐"고 물으니까 그는 "수십 년 동안 매일 아침 30분 정도 조깅을 했는데 얼마 전부터 무릎이 아파 조깅을 못 하고 30분 남짓 산책을 한다"고 대답했다.

나는 두 분의 조깅 관련 무릎통증 기사를 읽고 그 원인을 즉각 알 수 있었다. 나는 H박사와 동갑으로 1998년 2월에 정년퇴직했고 그는 같은 해 8월에 퇴임했다.

나는 H박사의 조깅 관련 기사를 읽기 전에는 겨울철 늦은 오후에 귀가할 때만 짧은 거리를 잠시 조깅을 했다. 겨울철에 오후 5시가 넘으면 기온이 급격히 떨어지는 경우가 많아 오후 늦게 집으로 돌아올 때에는 추위를 떨쳐버리기 위하여 우리 집 가기 전에 한길에서 가까운 H맨션 뒤편의 비교적 넓은 마당을 통과할 때 달려가는 것이었다. 그 거리는 대략 250m 정도로 추정된다.

H맨션을 통과하여 서남쪽으로 30여 미터를 가면 내가 사는 W타운 정문 입구가 나온다. 우리 아파트 동편에도 조깅할만한 기다란 공간이 있다. 정문 입구에서 다시 뛰기 시작하여 제일 안쪽의 내가 살고 있는 제5동 앞까지 달리면 그 거리가 H맨션 뒷마당 길이와 비슷해서 두 곳을 합치면 약 500m를 달리는 셈이다. 이 정도만 달려도 몸에서 열이 조금 나고 신진대사가 촉진되어 식욕도 왕성해진다.

나는 H박사의 관련 기사를 읽은 다음날 아침부터 뛰기 시작하여 비 오는 날 외에는 거의 매일 아침 30분 정도 조깅을 하고 있다. 왜 바로 본격적인 조깅을 시작했는가. 나는 동갑인 H박사보다 6개월 가량 생일이 빠르지만 조깅 방법만 합리적 과학적으로 한다면 150년을 살더라도 이미 죽기 직전까지 별 탈 없이 조깅을 할 수 있을 뿐만 아니라 그것이 건강증진에 크게 도움이 된다는 것을 입증하고 싶었기 때문이었다.

2003년에 소개된 미국 하버드대 의대 교수팀이 쓴 '100세 장수법'에 "보스턴 근교에서는 장수노인들을 심심찮게 만날 수 있는데 놀랍게도 그들은 모두 2층이나 3층에 살고 있다"고 하면서 그 이유를 "층계를 오르내리다 보면 규칙적인 운동을 하게 되기 때문"이라고 잘못 설명하고 있다. 규칙적인 운동은 1층이나 4층 이상에 거주하는 사람들도 얼마든지 할 수 있기 때문에 이러한 설명은 명백히 잘못된 것이다.

한국 최고령 남성으로 우리 나이로 110세를 누리고 최근 사망한 석판수 옹(1998. 3. 28 ~ 2007. 1. 1)은 대구 평리동의 4층 건물에서 장남 가족과 함께 살았는데 사망 1년 전까지 그는 매일 아침 6시 쯤 일어나 거실인 4층에서 층계를 내려갔다가 올라오기를 1시간 가량 계속했다고 한다.

우리가 주목할 것은 미국 보스턴 근교의 장수노인들과 대구 석판수 옹이 "계단을 내려갔다가 올라오는 것"은 내가 1985년부터 세계 최초로 주장하고 있는 '등구(登丘)' 운동이라는 사실이다. 등구란 원래 "언덕이나 낮은 동산같은 조금 높은 곳에 올라갔다가 내려오는 것(登下丘)"을 뜻하는 말이지만 나는 위에든 사례와 같이 "골짜기나 지하실 또는 계단을 내려갔다가 올라오는 것(下登丘)"을 포함하는 개념으로 쓰고 있다. 하버드대 의대 교수팀은 등구라는 개념을 몰랐기 때문에 규칙적 운동이라고만 표현한 것이다.

세계의 대표적 장수촌이 주로 높은 산 중턱(중산간 지역)이
나 기슭의 '구릉(丘陵)' 지대에 자리 잡은 것은 그 곳 주민들이
마을 위아래의 논밭에 일하러 나갔다 오거나 마을 뒷산이나 앞
냇가에 오르내리는 일상생활이 등구운동을 내포하고 있기 때
문에 90세 이상의 장수자가 많은 것이다. 등구는 흔히 건강에
제일 좋다는 '걷기'와 비교하면 1.5~5배 이상의 운동효과가 있
기 때문에 일상적 자연적으로 등구생활을 하는 세계 장수촌 주
민이나 미국 보스턴 근교 주민과 인위적으로 매일 1시간 정도
의 등구운동을 한 석판수 옹이 초고령을 누린 것은 당연하다고
하겠다.

최근 자주 다니는 사우나탕에서 50대 중반의 남성으로부터
"얼굴이 훤하고 안색이 아주 좋은 '얼짱'이신데 특별한 비법이
있나요?" 그의 친구는 "허리가 잘록하고 뱃살도 없으며 상 하체
의 근육이 고루 발달한 '몸짱'이십니다." 또 한 사람은 "피부가
탱탱하고 얼굴에 윤기가 흘러 20대 같이 보인다"는 말을 듣고
당황한 적이 있다.

나는 우리 나이로 75세(1933. 1. 4생)이니 사사오입하면 80이
다. 69세 때 두 살 위인 친구가 "70고개 넘으니 하루가 다르게
기력이 떨어진다"는 말을 했다. 그로부터 6년이 지났고, 정년퇴
임한 지는 9년이 흘렀으나 내 건강상태는 오히려 더 좋아졌다.

턱걸이의 경우 9년 전에는 겨우 한 번밖에 못했으나 지금은 컨디션이 좋으면 10회까지 할 수 있고, 혈압도 10년 전에는 170/100mmHg 안팎으로 상당히 높은 편이었으나 지금은 115/75 안팎으로 매우 바람직하며, 혈당은 77mg/dl 안팎으로 정상 A(70~110)의 안정권에 들어있다.

이와 같이 최고의 건강상태를 간직하고 있는 데에는 나만의 '비법'이랄까, '독특한 방법'이 있다. 그 '독특한 비법'을 널리 알리기 위하여 이 책을 쓰게 되었다.

이 책은 9개의 장으로 이루어졌는데, 각 장에 어느 정도의 독립성을 주기 위하여 일부 내용은 중복되어 있다. 따라서 중간이나 뒷부분부터 읽어도 별 문제는 없다.

어린이가 건강해야 공부도 잘하고, 젊은이가 건강해야 일도 잘하며, 늙은이가 건강해야 자녀 근심 덜어준다.

일때문에 공부때문에 하루 30분 운동하기도 어렵다면 하루 10분만 운동(아이소메트릭 등)을 잘하면 5쨩에 근접할 수 있다.

남녀노소 누구나 이 책을 읽고 바로 실천하여 건강하고 보람 있게 살기 바란다.

2007년 8월

한별 자택 서재에서

하루 30분 운동으로
5짱 될 수 있다

하루 30분 운동으로 5짱 될 수 있다

1. 5짱이란 건(건강)짱, 몸짱, 맘(마음)짱, 얼짱, 수(장수)짱 등이다.

(1) 건짱

건짱이란 건강짱을 말하는데 '짱'이란 '최고' 또는 '제일'이라는 뜻으로 근래 매스컴에서 "얼굴이 잘 생긴 사람을 '얼짱'이라고 부르기 시작해 어떤 부위나 특정 분야의 최고 또는 제일임을 표현하는 '몸짱' '마음짱' 등으로 널리 쓰이고 있다. 따라서 '건짱'이란 '건강상태가 최고'임을 뜻하는 말이다.

수년 전 유럽의 한 20대 축구선수가 축구를 하다가 축구장에서 갑자기 쓰러져 죽었으며, 최근 50대 중반의 대구 K고교 교장이 어느 날 오후에 조깅을 하다가 갑자기 주저앉아 돌연사 했다.

겉으로 보기에 20대 축구선수는 건강하게 보였고, 50대 교장도 스스로 건강하다고 생각해서 거의 매일 오후에 조깅을 했다고 한다. 그러나 두 사람 다 심장이 약한 것으로 추정된다.

축구는 둥근 공이 떨어지는 지점에 따라 갑자기 앞으로 돌진(突進)하거나 뒤로 돌퇴(突退)해야 하는 운동이므로 허약한 사람에게는 건강을 해치는 독이 될 수도 있으며, 조깅을 하는 방법에 따라서 건강에 유익하게 순기능할 수도 있고, 돌연사나 무릎 부상과 같이 역기능할 수도 있다. 따라서 '건짱' 이란 "건강관리를 잘하여 최고의 건강상태를 유지하는 것"을 말한다.

어떻게 하면 건짱이 될 수 있을까. 한마디로 말하면 '5적(適) 생활' 하면 건짱이 될 뿐만 아니라 5짱까지 될 수 있다. 5적 생활이란 적거(適居), 적동(適動), 적휴(適休), 적식(適食), 적심(適心) 등이다.

첫째, 적거란 적절한 거처(居處). 즉 이상적인 거처는 높산 중턱(중산간 지역)이나 기슭의 구릉(丘陵)지대의 남향집에서 따스한 햇볕을 쬐며 사는 것이다. 차선의 거처는 해안이나 농촌의 2층이나 3층의 남향집에서 사는 것이며, 차차선의 거처는 도시 근교의 2, 3층 남향집에서 사는 것이고, 최악의 거처는 공기가 탁하고 햇볕을 쬘 수 없는 도심(都心)의 지하나 북향집에서 사는 것이다. 구릉지대나 2, 3층의 집에서 살면 자연적 · 일상적으로 등구운동을 할 수 있어 건강과 장수에 순기능할 수 있다.

둘째, 적동이란 적절한 운동을 말한다. 걷기가 건강에 좋다고 열심히 걷기만 하면 하체는 상당히 발달할 수 있으나 상체운동으로는 턱없이 부족하다. 팔이나 어깨·가슴 등 상체운동을 제대로 하려면 팔굽혀펴기(팔굽퍼)나 턱걸이(둘 다 하면 더욱 좋다) 등을 규칙적으로 해야 한다. 다리와 허벅지·엉덩이 등 하체운동도 제대로 하려면 걷기만으로는 불충분하고, 걷기에다 조깅·등구·등산 등을 규칙적으로 하는 것이 좋다.

어떠한 운동이든 강도와 속도에 변화를 주는 다단계·다박자 운동법에 따르는 것이 바람직하다. 다만 단계와 박자를 높이거나 낮출 때에는 서서히 높이거나 낮춰야 인간의 생체조직과 리듬이 무리 없이 적응할 수 있다.

셋째, 적휴(適休) 즉 적절한 휴식을 취해야 한다. 잠을 충분히 자고, 일할 때나 운동할 때 적절히 쉬어가면서 해야 한다. 2006년 봄 서울 중구의 50대 청장이 점심시간에 집무실에서 앉은 채 돌연사 했다. 사망 직전 관내의 달동네를 오후 늦게까지 며칠 동안 계속 순방한다는 기사를 읽고 무리한 순방이 아닌가 생각했다. 적절한 휴식 없이 무리하게 계속 순방한 것이 과로를 누적시켜 돌연사로 이어진 것으로 추정된다.

내 친구 중에 등산을 좋아해서 지나치게 자주 등산하는 친구가 있는데 지난여름 친구들과 대구의 앞산(비슬산, 해발

1,084m)등반을 하면서 맨 먼저 정상에 올라 드러누워 있었다. 쉬는 줄만 알았는데 뒤따라 올라가 보니 숨이 끊어져 있었다. 급히 119에 신고하여 병원으로 이송되었으나 끝내 소생하지 못했다. 70대 중반에 무더운 여름날 등산하는 경우에 무리하게 빨리 올라가면 과도한 운동이 된다. 혈압이 높거나 심장이 약하면 높은 산 등반은 삼가는 것이 좋고, 등산을 하더라도 쉬어가면서 힘에 알맞게 속도 조절을 해야 돌연사 같은 위험을 막을 수 있다.

넷째는 적식(適食) 즉 적절한 식사를 한다. 소식하되 여러 가지 음식을 고루 먹어 균형 있는 영양섭취를 해야 한다. 천천히 많이 씹어 먹으면 과식을 피할 수 있고 소화흡수를 돕는다. 나는 다이어트 할 때 한 숟갈을 백 번씩 씹는 일시백저(一匙百咀)한 적이 있다. 그렇게 했더니 소화흡수가 잘 되어 건강이 좋아졌을 뿐만 아니라 얼굴이 맑고 윤기가 흘러 건강미를 자랑할 수 있었다.

다섯째, 적심(適心) 즉 적절한 마음가짐이다. 자신의 과거나 현재를 긍정적으로 생각하고 미래를 낙관적으로 전망하며 모든 일에 적극적으로 대처한다. 불가항력적인 것에 대하여는 체념하는 것이 좋다. 세계 최고령(122세)을 누린 프랑스의 잔 칼맹 할머니는 아름다운 과거만 추억하며 늘 행복감이 충만했다고 한다.

(2) 몸짱

　몸짱이란 "허리가 잘록하고 뱃살이 없으며 온몸이 균형 있게 발달한 사람"을 말한다. 허리가 잘록하다는 것은 허리둘레가 남자는 90cm(35.4인치) 이하, 여자는 80cm(31.4인치) 이하로 배가 불룩한 '복부 비만'이 아닌 '날씬한 허리'를 말한다. 북부 비만은 '일반 비만'보다 더욱 나쁘다. 일반 비만은 체질량지수〔BM1=체중(kg)을 신장(m)의 제곱으로 나눈 수치〕가 25 이상인 경우를 말한다.

　나는 요즈음 허리둘레가 아침 식전에는 77cm, 점심 직후에는 81cm, 저녁 식사 직후에는 79cm 이므로 매우 날씬한 편이다.

　발표된 미국의 100세 이상 초고령자는 8만여 명인데 그들의 특징은 날씬한 몸매와 정상에 가까운 혈압 두 가지 뿐이었고, 육식 채식 등 식생활 습관과는 별 관계가 없었다고 한다.

　몸짱을 만들기 위해서는 과음 과식을 피하고 적절한 운동을 해야 한다. 걷기·등구·조깅·등산 등 하체 중심운동과 턱걸이나 팔굽펴(병행하면 더욱 효과적) 등 상체 운동을 적절히 섞어서 다혼동(多混動)해야 한다.

　하체 중심의 유산소 운동은 매일 하되 적어도 하루 30분 이상은 해야 하고, 운동할 시간이 충분하다면 아침에 30~40분, 오전에 50~60분, 오후에 60~80분, 밤에 40~60분, 모두 하루 180~240

분 정도 운동을 하는 것이 더욱 좋다. 상체 중심의 근력운동은 운동 강도와 속도를 조절하여 매일 하면 더욱 좋고, 최소한 일주일에 3~4회는 해야 한다.

식사량은 평소의 반 이상 줄이는 것은 다이어트 효과는 얻을 수 있겠지만 그다지 바람직한 것은 아니다. 식사는 평소대로 하고 운동을 충분히 하거나 식사량을 평소의 3분의 1 정도로 줄이고 적절한 운동을 하는 것이 바람직하다.

(3) 맘짱

맘짱 즉 마음짱이란 "마음이 따뜻하고 착하며 슬기로운 '최고의 심성'을 지향(志向)하는 사람"이다. 약하고 가난하며 병든 사람들을 보면 돕고 싶고, 남을 짓밟으면서 내 이익을 추구하지 않으며, 나를 희생하지는 못하더라도 남을 도와 일어서게 하고, '다 함께 잘 살기(공동번영. 즉 共榮)'를 바라며, 물질적으로 베풀기가 어려우면 육체적 정신적 봉사를 하려는 아름다운 마음씨이다.

최고의 심성을 지향한다고 한 것은 아름답고 매력적인 마음씨를 간직하기 위하여 한 걸음, 한 걸음씩 나아간다는 뜻이다.

나는 산책을 하다가 앉았다가 일어서기 힘겨워 하는 장애인을 만나면 부축해서 일으켜주기도 하고, 문을 열고 건물 안으로 들어갈 때 임신부나 어린이를 안거나 업은 부인이 뒤따라오면 문을 열어놓고 먼저 들어가도록 길을 내 주기도 하며, 봉사단체나 복지재단에 소액이지만 성금을 보내기도 하고, 사우나탕이나 산 정상에서 배가 불룩한 사람을 만나면 효과적인 다이어트 체험을 전해주기도 한다.

나는 늘 감사하는 마음을 간직한다. 아파트 경비원이 반갑게 인사하면 감사하고, 어린이가 상냥하게 인사하면 잘 가르친 부모에게 감사하며, 이웃 아주머니가 미소하며 인사하면 너무 감사하고, 산책하다가 들른 점포에서 물 한 모금 기꺼이 마시게 하면 참으로 고맙고, 거의 매일 들어가 쉬면서 신문보고 물 마시는 점포의 주인이나 직원이 가끔 차 한 잔 갖다 주면 너무 고마워 감동한다.

모든 일을 긍정적으로 생각하고, 될 수 있으면 남을 도우려 하며, 작은 호의에 크게 감사하면 맘짱에 근접하게 된다.

(4) 얼짱

얼짱이란 보통 '얼굴이 훤하게 잘 생긴 미남·미녀'를 가리키는 말이지만 여기서는 단지 얼굴이 잘생긴 미남·미녀형 보다는 오히려 "안색이 밝고 윤기(潤氣)를 발산하는 '건안형(健顔型)'"을 뜻한다.

태어나기를 못생긴 사람으로 태어나면 현재의 성형기술로는 아무리 성형수술을 하더라도 조금은 나아지겠지만 진정한 미남·미녀형 얼짱되기는 거의 불가능하다. 그러나 '건안형 얼짱'은 노력만 잘하면 누구나 될 수 있다.

첫째, 마음을 편안하고 긍정적 낙관적으로 간직하고, 둘째, 담백한 음식을 천천히 많이 씹어 고루 먹으며, 셋째, 적절한 운동과 휴식을 취하여 신진대사를 촉진시키고 영양공급과 노폐물 배출을 원활하게 하면 안색이 밝아지고 윤택이 나서 '건강색'을 띄게 되어 누구나 '건안형 얼짱'이 될 수 있다. 다시 말하면 맘짱·건짱·몸짱이 되면 건안형 얼짱은 저절로 된다.

나는 여기에 얼굴 마사지를 하나 더 추가하고 싶다. 아침 운동을 하고 세안을 한 다음, 응접세트에 비스듬히 앉아 우유를 조끔씩 마시면서 두 손바닥을 맞대고 36회 마찰(12회는 약하게, 12회는 강하게, 12회는 약하게 하는 '3박자 운동법' 적용)한다. 두 손바닥으로 얼굴 위아래를 36회 마사지하고, 둘째·셋째·넷째 손가락 끝으로 감은 두 눈을 지그시 누른 채 좌우 옆으로 펴는 동작을 100회 한다. 이러한 동작이 얼굴에 밝기와 윤기를 더했을 것으로 본다.

끝으로 미소 띤 얼굴(笑顔)과 평화로운 얼굴(和顔)이 가미된

'건안(健顔)'이 더욱 바람직한 얼짱이라고 하겠다. 참된 얼짱(笑·和·健顔)은 사람들을 쳐다보기만 해도 평화에 건강 및 행복감을 느끼게 할 수 있다.

(5) 수짱

수짱이란 '최고 장수를 누렸거나 누릴 개연성이 큰 사람'을 말한다. 기네스북에 세계 최장수자로 등재된 분은 프랑스의 잔 칼맹 할머니로 122세 5개월 12일을 누렸다. 파리 교외 요양원에서 죽기 전 1주일 동안 "기운이 없다"는 말만 남기고 별 통증도 없이 조용히 세상을 떠났다.

최고의 장수를 누릴 수 있는 사람은 어떤 사람일까. 많은 학자들은 선천적·유전적 요인이 30%, 후천적·환경적 요인이 70% 정도라고 말한다. 나는 70세 전에 사망하는 경우에는 선천적 요인이 상당히 크게 작용하지만 70이 넘으면 거주 환경 식습관·직업적 활동 및 규칙적 운동 등 후천적 요인이 90% 이상 작용한다고 생각한다. 내 친구 중에 자기의 조상 중 호적이나 족보를 아무리 뒤져 보아도 60세 이상 산 분이 한 분도 없었다고 한다. 그런데 그는 나 보다 한 살 위인 76세 인데 아마 상당히 장수할 것으로 보인다. 왜냐하면 그는 일반적으로 알려진 건강법을 충실히 지키고 있기 때문이다.

편식하거나 과음·과식하지 말고 천천히 많이 씹어 균형 잡힌 식품을 섭취하고, 주거환경이 특히 열악하지 않으며, 편안한 마음으로 자신의 과거와 현재 및 주위 환경을 긍정적으로 생각하고, 미래를 낙관적으로 전망하면서 '적절한 운동'을 규칙적으로 지속하면 누구나 100세 이상의 '수짱' 대열에 합류할 수 있다고 본다. 요컨대 건짱·몸짱·맘짱·얼짱이 되면 수짱은 저절로 되는 것이 당연한 귀결이다.

2. 5짱 만들기의 핵심은 적절한 운동이다.

(1) 왜 적절한 운동이 핵심 비법인가

건강과 장수에 영향을 미치는 변수는 무수히 많지만 가장 중요한 것은 5적(適)생활을 하는 것이라고 위에서 설명했다. 즉 적절한 거처, 적절한 운동, 적절한 휴식, 적절한 음식, 적절한 마음가짐 등이다. 이 다섯 가지 중 적절한 운동을 제외한 나머지 네 가지는 거의 대부분 알려져 있고, 많은 사람들이 상당부분 실천

하고 있다고 본다. 그러나 적절한 운동에 관해서는 많은 사람들이 의외로 잘 모르는 것 같다.

많은 사람들이 축구와 조깅을 즐기고 있지만 축구는 근본적으로 건강을 해칠 위험성이 큰 운동이다. 왜냐하면 골키퍼를 제외한 10인 모두 둥근 공이 떨어지는 지점을 향해서 갑자기 돌진(突進)과 돌퇴(突退)를 되풀이해야 하기 때문에 심장이 튼튼한 젊은이에게만 견딜만한 운동이므로 중년이나 노인은 물론 심장이 약한 젊은이에게도 돌연사의 위험이 적지 않기 때문이다.

조깅은 합리적 과학적으로 하면 남녀노소 누구나 즐길 수 있고 건강에 좋은 효과를 나타내지만 그 방법이 잘못되면 앞에서 언급한 전 K대통령과 H박사와 같이 70이 되기 전에 무릎 관절에 이상이 생겨 조깅을 지속할 수 없게 된다.

가. 건강과 장수에 역기능 하는 운동 종목

거의 대부분의 운동 종목은 잘만 하면 건강과 장수에 도움이 되게 순기능 한다고 볼 수 있다. 다만 갑자기 앞뒤로 돌진하거나 돌퇴할 수밖에 없는 축구나 농구·테니스 같은 종목은 인기 종목이기는 하나 건강한 젊은이를 제외하고는 건강과 장수에 순기능하기 보다는 오히려 역기능할 위험성이 큰 종목이다.

권투나 킥복싱 같은 격투기도 보기에는 재미있고 투지와 순발력은 기를 수 있겠지만 돌발적인 공격이나 반격으로 격렬한 공방전을 벌려야 하므로 순기능 종목이라 하기는 어렵다.

마라톤 같은 초 장거리(42.195km)를 달림으로써 피로를 누적시키는 경기도 일반적으로는 건강과 장수에 순기능한다고 보기 어렵다.

나. 건강과 장수에 도움 되는 운동법

우리는 자동차를 운전할 때 먼저 키를 꽂아 시동을 걸어 차를 덥혀(warming up) 달릴 준비를 시킨 다음, 천천히 굴리기 시작하여 점점 속도를 더하여 허용되는 최고 속도로 달리다가 목적지에 가까이 가면 서서히 속도를 줄여 차의 열을 식히면서(cooling down) 천천히 정차한다.

인체는 자동차와는 도저히 비교할 수 없을 만큼 귀중하고 정교한 생체 조직이므로 가볍고 부드러운 준비운동으로 몸을 덥히는(warming up) 시간은 길수록 좋다.

나는 아침에 조깅부터 시작하는 본격적인 아침 운동을 하기 전에 최소한 30분, 긴 경우에는 1시간 이상 집안에서 왔다 갔다 하면서 이부자리를 개는 등 집안일을 하고 스트레칭과 맨손체조로 준비운동을 충분히 한다. 조깅이나 턱걸이 및 팔굽펴 등 주(主)운동을 할 때에는 약·강·약· 3박자 운동법이나, 저강도(저속)·중강도(중속)·고강도(고속)·중강도(중속)·저강도(저속) 등 5박자 또는 그 이상의 '다박자 운동'을 하여 인체에 무리 없는 강도와 속도를 서서히 더하기도(점증)하고 줄이기도(점감)한다.

모두에서 말한 전 K대통령이나 H박사가 수십 년간 지속하던 조깅을 70세 직전까지 종전에 하던 식으로 30분 내지 1시간이나 지속하다가 무릎 관절에 통증이 생긴 것은 60이나 65세가 넘으면 조깅의 속도와 지속시간을 적절히 줄여야 하는데도 청·장년 시절과 같은 주행 속도와 주행 시간을 종전대로 무리하게 유지했기 때문이다. 체력은 줄었는데 운동량(운동 강도×운동 시간)은 종전대로 유지함으로써 과도한 운동이 되어 허리나 무릎에 탈이 날 수밖에 없는 것이다.

걷기와 같은 비교적 힘이 덜 들고 하기 쉬운 운동도 지나치게 장시간 걷는다든지 지나치게 빨리 오래 걸으면 발목이나 무릎에 탈이 나기 쉽다.

따라서 모든 운동은 운동 방법과 지속 시간을 자신의 체력에 맞게, 그날의 컨디션에 맞추어 운동 강도를 서서히 높이고 늘였다가 서서히 낮추고 줄여야 한다. 그래야만 인간의 생체조직과 리듬에 무리 없는 자극을 가감하여 체력과 면역력을 증감하고 생명을 강인하게 만들 수 있다.

(2) 적절한 운동의 실제

가. 아침 30분 운동의 경우

운동효과만 따진다면 오후 6~8시 사이에 운동하는 것이 가장 효과가 크다는 연구 결과가 나와 있으나 효과가 조금 떨어지더라도 매일 규칙적으로 운동하기 위해서는 낮이나 밤보다 아침에 30분 정도 운동하는 것이 실현 가능성이 가장 높다.

나는 보통 아침 5시 30분 휴대폰에 맞춰놓은 기상 신호(wake up call)가 울리면 곧장 일어나 냉장고에서 보리차를 꺼내 큰 잔에 가득 부어놓고 천천히 조금씩 마시면서 응접실 TV를 켜놓고 주로 뉴스와 기상정보를 시청한다. 응접실과 부엌만 왔다 갔다 하면 평지 보행(平步)밖에 할 수 없지만 볼 일이 없어도 화장실이나 현관 입구까지 갔다 오면 매우 낮은 강도의 등구(登丘)가 되고, 지하 주차장 같은 곳에 내려갔다가 올라오는 본격적인 등구의 예비동작이 된다. 화장실이나 현관 입구는 그 바닥이 마루 바닥보다는 조금 낮기 때문이다.

이부자리를 개어 올려놓고 조간신문을 대충 훑어 본 다음, 바깥의 주(主)운동에 대비하는 준비운동으로 맨손체조를 5분 정도하고 물을 반 잔 쯤 더 마신다. 그 날의 기온에 맞는 겉옷을 걸치고 6시 15분 쯤 2층 거실에서 아파트 정문 현관으로 내려간다.

나는 499세대의 중소 아파트 단지에 살고 있는데 운동할 때 이용하는 시설은 세 개의 지하 주차장과 두 개의 모래사장(그 안의 철봉과 놀이기구 등이 있음) 및 경로당 지하의 서예실 입구이다.

현관 앞에서 오른쪽 보행도로로 천천히 부드럽게 30보를 뛴 다음, 천천히 걸으면서 50견 예방과 치료에 도움이 되는 팔운동을 한다. 두 팔을 수평이 되도록 앞으로 들었다가 좌우 옆으로 한 일(一)자가 되도록 벌리고 다시 두 손을 앞으로 모았다가 내린 다음, 두 팔을 앞으로 들어 머리 위로 원을 그리면서 뒤로 돌렸다가 다시 앞으로 모았다 내리면서 뒤로 원을 그리고 돌린다.

같은 동작을 3회 하되 처음에는 원을 작게 부드럽게 그리고, 중간은 원을 크게 활기차게 그린 다음, 끝에는 다시 원을 작게 부드럽게 그리는 '3박자 운동법'을 적용한다.

다음에는 아파트 뒷마당으로 40보를 천천히 부드럽게 달린다. 30보, 40보 달리기는 최다 절정의 70~80보 달리기라는 주(主)운동 중의 주운동에 준하는 준 주운동인 셈이다. 아파트 서쪽 보도를 걸어가면서 팔운동을 4회 한다.

현관 앞을 지나 동쪽으로 보도를 50보 달리되 15보까지는 천천히 부드럽게 달리고, 30보까지는 조금 빨리 활기차게 달린 다음, 나머지 20보는 천천히 부드럽게 3박자 운동법으로 달린다. 팔운동을 5회 하면서 아파트 동쪽 마당을 지나 앞동산 입구까지

갔다가 되돌아서 제5동과 제4동 사이에 있는 제1지하주차장 비상계단 입구를 향해서 60보를 달리되 다박자 운동을 적용한다. 비상계단으로 내려가서 주차장 안으로 걸어가면서 다박자 운동법으로 팔운동을 6회 한다.

완만한 언덕길인 주차장 출구를 올라가서(등구 1회) 동쪽의 경로당 지하에 있는 서예실 입구까지 내려갔다가 올라와서(등구 2회) 제5동 앞 서쪽의 제1모래사장을 향해 70보를 다박자 운동법으로 달린다.

모래사장 초입에 있는 어린이 놀이기구에 올라갔다가 내려와서(등구 3회) 조금 떨어진 곳에 있는 철봉대에 다가가 발꿈치를 들지 않고도 손이 닿는 철봉을 잡고 발을 바닥에서 뗐다가 서기를 3회 하여 아침 운동 중 가장 힘든 운동인 턱걸이의 예비동작을 한다.

다음에는 제4동과 제3동 사이에 있는 제2지하주차장을 향해서 걸어가면서 팔운동을 6회 하고, 주차장 비상계단으로 내려갔다가 올라와(등구 4회) 제2동과 제1동 사이에 있는 제2모래사장을 향해 60보를 뛴다. 제4동과 제2동 사이의 서쪽 보도 양쪽에는 나무들이 제법 많아 마치 오솔길 같은 느낌을 준다. 적갈색 보도블록이 깔린 오솔길 같은 보도를 걸으면서 다박자 운동법으로 팔운동을 8회 한다.

제2모래사장 초입의 놀이기구에 올라갔다가 내려와(등구 5

회) 철봉대 앞으로 가서 뒤꿈치를 들어야 손이 닿는 조금 높은 철봉을 잡고 '반 턱걸이' 또는 '이마 걸이'(이마 높이까지만 몸을 위로 당겨 올리는 동작)를 1회 하여 주운동인 '온 턱걸이(반 턱걸이에 대칭)'의 준비운동 또는 준 주운동을 한다. 팔운동을 5회 하면서 조금 떨어진 곳에 있는 놀이기구에 올라갔다가 내려와서(등구 6회) 모래사장 옆에 있는 제3지하주차장 비상계단으로 내려갔다가 올라가(등구 7회) 동쪽의 시계탑을 향해 가장 긴 거리를 80보 달리되 다박자(3~7박자) 운동법을 적용해서 아침 조깅의 절정을 이룬다. 3박자로 주행하는 경우에는 앞 30보는 저강도·저속으로 달리고, 중간 20보는 고강도·고속으로 달린 다음, 나머지 30보는 앞 30보와 같이 저강도·저속으로 달린다. 7박자를 주행하는 경우에는 10보를 더 달릴 때마다 강도와 속도를 점점 높이다가(점증) 절정(40~50보)에서 최고 강도와 최고 속도로 달린 다음, 10보를 줄일 때마다 강도와 속도를 조금씩 줄이는(점감) 주행을 하는 것이다.

시계탑을 지나 북쪽으로 방향을 바꿔 아파트 정문 쪽으로 걸어가면서 팔운동을 6회 하고 화장실에 들어가거나 정문 바깥쪽으로 조금 걸어가다가 되돌아오면서 팔운동을 8회 한 다음, 제2 모래사장을 향해 70보를 뛴다. 모래사장 초입의 놀이기구에 올라갔다가 내려와(등구 8회) 철봉대로 다가가 '온 턱걸이'를 컨디션에 따라 2~3회 한다. 아침나절은 하루 중 낮은 강도의 준비

운동을 하는 시간대라 할 수 있다. 턱걸이는 기구를 사용하지 않고 하는 운동 중에서 가장 힘든 중(重)운동이다. 따라서 오전 11~12시 사이에 턱걸이를 최고 10회 할 수 있는 실력일지라도 아침 운동을 할 때는 4회 이상 하는 것은 바람지하지 않다.

왜냐하면 인간은 수만 년 동안 밤에는 잠을 자고 낮에는 수렵이나 채취생활을 해왔으므로 인간의 생체 시간상 아침은 낮의 본격적인 활동을 위하여 준비하는 시간대이다. 따라서 아침에는 서서히 부드럽게 움직이기 시작해서 최고 실력의 3분의 1 이하의 힘만 사용하는 것이 좋기 때문이다.

제2동과 제4동 사이의 오솔길을 걸으면서 팔운동을 8회 한 다음, 60보를 달려 제2지하주차장 비상계단으로 내려갔다가 올라와(등구 9회) 제1모래사장을 향하여 팔운동을 5회 하면서 간다.

철봉을 잡고 '이마 걸이'를 1회 하고 턱걸이 운동을 마무리한다. 조금 떨어진 곳에 설치된 조금 낮은 철봉대 앞으로 가서 철봉을 잡고 잠시 매달린다. 그 앞의 놀이기구 앞으로가서 두 손으로 배꼽 높이의 계단을 잡고, 제1단계의 팔굽펴를 30회 하되, 처음 10회는 팔을 조금만 굽히는 저(약)강도의 팔굽펴를 하고, 중간 10회는 조금 더 깊이 굽히는 중강도의 팔굽펴를 한 다음, 끝 10회는 처음 10회와 같은 동작을 취한다. 조금 떨어진 곳의 철봉대를 돌아 놀이기구 반대편으로 가서 무릎 높이의 계단을 잡고 제2단계의 팔굽펴를 30회 하되, 10회씩 나누어 저 · 고 · 저강도(强度)의 팔굽펴를 한 다음, 다시 배꼽 높이의 계단을 잡고 제3단계의 팔굽펴를 저·중·저강도의 팔굽펴를 30회 한다. 결국 팔굽펴를 3단계 9박자로 나누어 한 셈이다.

턱걸이는 철봉에 매달리기, 반 턱걸이(이마 걸이), 온 턱걸이, 반 턱걸이, 매달리기 등 5단계·5박자 운동을 한 것이다.

제1모래사장의 놀이기구에 올라갔다가 내려와(등구 10회) 경로당 쪽으로 50보를 달려가 경로당 뒤 낮은 동산에 올라갔다가 내려와(등구 11회) 경로당 앞으로 40보를 달려간다. 경로당 지하 서예실 입구까지 내려갔다가 올라와(등구 12회) 제4동쪽으로 30보를 달려갔다가 뒤로 돌아서서 제1지하주차장 입구로 내려가면서 팔운동을 7회 하고, 주차장 안쪽으로 20보를 달린 다음, 뒤돌아서 팔운동을 5회 하고 비상계단으로 올라와(등구 13회) 팔운동을 4회 하면서 제5동 현관으로 들어가 2층 우리 집으로 올라온다(등구 14회). 소요시간은 30분 정도 걸린다.

보통 사람들은 아침에 30~40분 걷기만 하는 경우도 있고, 60분 안팎의 등산을 하는 경우도 있으며, 집안에서 스트레칭이나 맨손체조만 잠깐 하는 분도 있고, 전연 운동하지 않는 분도 상당히 많은 것 같다.

나는 위에서 본 바와 같이 대략 30분이라는 짧은 시간에 걷기, 등구, 조깅, 턱걸이, 팔굽펴, 맨손체조 등 상당히 여러 종목의 운동을 독특한 방법으로 하고 있다. 특히 평지를 걷는 평보(平步)

의 1.5~5배의 운동효과가 있는 등구(쯅丘)를 14회나 하고, '다종목 · 다단계 · 다박자 운동법' 즉, '3다 운동법' 으로 턱걸이와 팔굽펴 등을 효과적으로 수행하며, 조깅은 30보에서 시작하여 10보씩 더하여 80보를 정점으로 10보씩 줄여 20보에서 그치는 12단계 다박자(각 단계 마다 최소한 3박자 이상) 주행을 하는 나만의 독특한 '한별식 조깅법' 이다.

한별이란 나의 아호(雅號)로 하나의 별, 외로운 별, '독특한 존재' 란 뜻을 함축하고 있다. 나는 마지막 뜻을 가장 좋아한다.

나. 아침 운동을 20분으로 단축하는 경우

오전 일찍 강의나 회의 등 특별한 일정이 있는 날에는 오전 5시에서 5시 30분 사이에 바깥으로 나가 운동하는 시간을 20분 정도로 단축한다.

제1모래사장까지의 운동은 30분 운동하는 경우와 똑같다. 다만 턱걸이는 매달리기, 반 턱걸이, 매달리기의 약식 3박자 운동법을 적용하고, 팔굽펴는 3단계 9박자 운동법을 제대로 하며, 달리기는 70보 주행을 정점으로 60보에서 20보 주행까지 10보씩 줄이면 바깥에서의 아침 운동을 20분 남짓으로 끝낼 수 있다.

이렇게 단축하더라도 '다종목 · 다단계 · 다박자 운동법' 즉, 3다(多) 운동법은 거의 그대로 적용한다. 다만 운동 강도와 운동량만 줄일 뿐이다.

다. 비 오는 날의 아침 운동

비가 내리는 날에는 바깥 운동을 제대로 할 수 없으므로 내가 살고 있는 아파트의 꼭대기 14층까지 다박자 운동법으로 올라갔다 내려온다.

비가 조금 오는 날에는 모자를 쓰고 제5동 주위를 한 바퀴 도는 조깅을 하는데 30보, 40보, 30보 주행을 하면서 걸을 때 팔 운동을 3회, 4회, 3회 하여 각각 3박자 운동법을 적용한다.

비가 많이 내리는 날에는 우산을 들고 제5동 주위를 한 바퀴 돌고, 14층까지 올라갔다 내려온다.

5층까지는 한 계단씩 올라가고, 6~10층은 두 계단씩 올라가며, 11~14층은 다시 한 계단씩 올라간다.

내려올 때에는 10층부터 열량 소모가 많은 뒷걸음으로 내려온다. 14층까지 올라갔다가 현관까지 내려오는데 7분 정도 걸린다. 현관 앞에서 가볍고 부드러운 맨손체조를 1~2분하고 2층 거처로 올라온다.

10층 이상의 아파트나 빌딩의 계단을 3박자 이상의 다박자 운동법으로 올라가면 운동 강도가 매우 높은 '직상등구(直上蹬丘)'가 되고, 이때의 운동효과는 같은 시간 평지 보행의 5배 정도가 되는 것으로 추정된다. 따라서 14층까지 올라갔다가 내려오면 7분 정도 걸리므로 그 운동효과는 평지에서 35분 가량 걷는 것과 거의 맞먹는다고 할 수 있다.

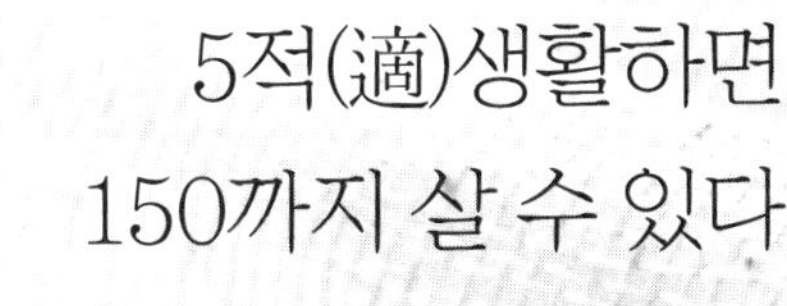

5적(適)생활하면
150까지 살 수 있다

5적(適)생활하면 150까지 살 수 있다

1. 사람은 얼마나 건강하게 장수할 수 있을까

건강하게 장수하려는 소망은 인류의 오랜 꿈이다. 사람은 얼마나 건강하고 보람있게 장수할 수 있을까.

달마(達磨)대사는 160세까지 살았다고 전해지고 있으나 전설일 뿐이지 확인된 것은 아니다. 기네스북에는 122세 5개월 12일(1875. 2. 23~1997. 8. 7)을 누린 프랑스의 잔 칼맹 할머니가 최장수자로 공인 등재되어 있다. 그는 파리 교외 요양원에서 사망 직전 1주일 동안 "기운이 없다"고만 하면서 별 고통도 없이 조용히 건강한 삶을 마감했다.

영국 캠브리지대학의 오브리 드 그레이 박사(의학)는 2004년 12월 3일 BBC(영국 공영방송)에 출연하여 "인간은 기존 의학기술의 조합으로 손상된 세포와 분자의 치료를 통하여 1,000세까지 살 수 있는 시대가 곧 닥쳐올 것"이라고 선뜻 믿기 어려운 주장을 했고, 증산도(甑山道)의 도전(道典)에는 "상수자(上修者)는 900살 살고, 중수자(中壽者)는 700살 살며, 하수자(下修者)는 300 산다"고 명언하였으며, 증산도의 고위 지도자는 "나는 300살까지 산다."고 공언했다.

캐나다 오타와 심장연구소장 밥 로버츠 박사는 2005년 1월 "과학기술의 발달로 앞으로 100년 뒤 인간의 수명은 지금의 2배로 늘어날 것이며, 인간 게놈의 연구 성과로 수명 연장 시점이 앞당겨져 2050년에는 평균수명이 150세로 늘어날 것"이라고 전망했다.

영국의 일간지 인디펜던트는 2007년 1월 "인간의 수명은 곧 150세 까지 늘어날 것"이라고 전망했다. 이 신문은 규칙적 운동 등 장수비결 10가지를 들었다.

미국 상하 양원 연방의원 300여 명에게 태권도를 전수한 이준구(75세) 사범은 136세까지 살겠다고 몇 번이나 되풀이 언급했다.

동물은 성장기의 5~6배까지 살 수 있다고 한다. 인간의 성장기는 보통 25년으로 봄으로 최장 150년의 수명을 타고난다고 볼 수 있다.

옛날에는 식량이 부족하여, 전염병에 걸려서, 의술이 발달하지 못하여, 좋은 약품이 개발되지 않아서 70까지 사는 사람도 드물었으나 오늘날에는 일부 미개발 국가를 제외하면 식량이 넉넉하고, 의술이 발달하였으며, 좋은 약품이 개발되어 웬만한 질병은 치료할 수 있게 되었고, 보건위생 지식도 크게 향상 되었으므로 적절한 운동 등 건강관리만 잘하면 140~150까지도 건강하게 살 수 있다고 본다.

많은 학자들은 선천적 유전적 요인을 30% 이하로, 후천적 환경적 요인을 70% 이상으로 보고 있으나 나는 70전에는 선천적 요인이 상당한 영향을 미친다고 보지만 70이 넘으면 선천적 요인은 그다지 영향을 미치지 못하고 후천적 요인이 결정적이라고 생각한다.

건강하게 장수하는 방법론에는 논자의 건강철학이나 시각에 따라 다양한 의견이 제시된다. 영양학자들은 균형 잡힌 영양섭취를 중시하고, 한의사들은 신통한 영약(靈藥)을 강조하며, 운동생리학자들은 적절한 운동만이 건강과 장수를 보장한다고 역설하고, 유심론자들은 마음만 잘 다스리면 건강하게 장수할 수 있다고 확신한다.

한 가지 이치나 방법만으로 모든 것을 꿰뚫는다는 '일이관지(一以貫之)' 라는 말이 있으나 건강과 장수에 관한 한 여러 가지 요인이 복합적으로 작용한 결과가 인간의 건강과 수명을 결정한다는 '복합적 요인설' 이 타당하다고 본다.

의성(醫聖) 허준이 편찬한 동의보감에는 "약보(藥補)는 식보(食補)만 못하고, 식보(食補)는 행보(行補)만 못하다"고 했다. 즉, 약으로 보신(補身)하는 것은 식사로 보신하는 것만 못하고, 식사로 보신하는 것은 보행(步行)으로 보신하는 것만 못하다는 뜻이다. 따라서 몸을 보충하는데에는 걷기가 제일이라는 말이다. 걷기를 운동으로 바꾼다면 매우 타당한 주장이라 하겠다. 운동 중에는 걷기보다 더욱 효과적인 것이 적지 않기 때문이다. 자세한 것은 적동(適動)을 다룰 때 설명한다.

나는 건강하게 장수하기 위해서는 다음 다섯 가지 적절한 생활 즉 5적(適) 생활이 결정적 요인이라고 본다. 즉 적거(適居), 적동(適動), 적휴(適休), 적식(適食), 적심(適心) 등이다.

2. 적거(適居)

적거란 적절한 거처(居處)를 말한다. 사람은 하루 24시간 중 보통 8시간은 잠자고, 8시간은 일하며, 8시간은 취미·오락·운동 등으로 보낸다. 그래서 우리 조상들은 하루의 3분의 1 이상을 보내는 집이 자리 잡을 '집터'를 매우 중시했다.

한국인들은 최고의 집터를 '배산임수(背山臨水)' 즉, 뒤에는 산이 병풍같이 둘러싸 차가운 북풍을 막아주고, 앞에는 맑은 시냇물이 흐르는 '아늑한 곳'이라고 생각했다. 그런 명당에 남향집을 지어 햇볕이 잘 들게 하고 대청과 3면에 창문을 달아 바람이 잘 통하게 했다.

국내외의 장수촌이 주로 높은 산 중턱(중산간 지역)이나 기슭의 구릉(丘陵)지대에 분포되어 있는 것은 그럴만한 충분한 이유가 있다.

첫째, 구릉지대에 형성된 장수촌은 '구릉촌' 또는 '언덕 마을'이라 할 수 있고, 그 곳 주민들은 '일상적'으로 자연스럽게 '등구(登丘)'를 할 수 있으며, 등구의 운동효과는 평지 보행 즉 '평보(平步)'의 1.5배 이상이기 때문이다.

둘째, 높은 산 중턱이나 기슭의 구릉촌 주민들은 집이나 마을 주위의 나무에서 발산되는 '피톤치드(phytoncide)' 효과로 장수를 누리고 있기 때문이다. 피톤치드란 "나무가 자신을 보호하기 위하여 발산하는 나무 냄새(산림향)이다. 피톤치드는 살아있는 나무나 나뭇잎은 물론 목조주택이나 목조가구·도마·마루 등 나무로 만든 모든 제품에서 발산된다.

피톤치드의 건강효과

①유해세균의 번식을 억제한다. 공기 중에 떠돌아다니는 잡

균은 물론 식중독균, 모기, 집먼지 진드기가 그 대상이다. 생선 회를 써는 도마를 소나무로, 위스키 술통을 참나무로 만드는 것은 식중독균의 번식을 막기 위해서다. 집의 마루를 카펫에서 참나무로 바꾸면 아토피성 피부염·알레르기성 천식 등 알레르기성 질환이 줄어든다. 참나무의 피톤치드가 집먼지 진드기의 번식을 억제하기 때문이다.

②쾌적감을 주어 심신을 이완시킨다. 마음이 안정되면 만병의 근원인 스트레스가 줄어드는 대신 면역력은 강화된다. 그래서 밤에 잠을 잘못 자거나, 혈압이 높거나 스트레스를 심하게 받는 사람에게는 산림욕이 권장된다. 스트레스 완화율은 나무의 종류에 따라 25~70%에 달한다.

③악취를 없애고 향기를 제공한다. 사람이 쾌적하게 느끼는 향의 농도는 10~100ppb (1ppb는 10억분의 1)이다. 이 보다 농도가 높으면 오히려 역효과를 낸다. 나무는 단단한 세포조직을 갖고 있어 향이 조금씩 방출된다. 따라서 산림향·나무향을 맡고 두통을 호소하는 사람은 거의 없다.

피톤치드는 잎이 넓적한 활엽수보다 소나무·참나무·나한백 등 침엽수에서 더 많이 나온다. 그래서 '나한백으로 지은 집은 3년간 모기가 없다' 는 말이 있다. 따라서 집안에는 나무로 만든 물건이 많을수록 좋다. 최근 일본에서 "목조 주택에 살면 콘크리트 집에서 사는 사람보다 9년 더 오래 산다" 는 학설이 나왔다.

국립 산림과학원의 실험결과 나무 상자에서 자란 쥐의 생존율은 85%로 콘크리트 상자에서 자란 쥐의 생존율 8% 보다 10배 이상 높았다. 새끼 쥐의 체중도 나무 상자(11.5g)의 경우가 콘크리트 상자(5.1g)보다 2배가 넘었다. 이로써 나무가 생명체에 주는 긍정적 효과가 입증된 것이다.

나무가 많은 학교에 다니는 학생이 정서적으로 더 안정되고, 학업성적도 높으며 학교에 대한 만족도도 높다는 조사결과도 있다. 직장에서도 녹색 공간이 많은 곳이 그렇지 않는 곳에 비해 이직률이 낮고 직무 만족도가 높다고 한다.

④나무는 습도조절 기능을 한다. 습도가 너무 높으면 습기를 빨아들이고, 너무 낮으면 내뿜는 목조 주택이 철골 구조주택보다 더 쾌적하다. 목조 주택의 방·욕탕에 곰팡이가 덜 생기는 것도 이 때문이다. 전용면적 25.7평(32평)인 아파트의 경우 실내에 원목상태의 목재 1㎥를 두면 가장 상쾌한 실내 습도(60~70%)를 유지할 수 있다. 따라서 표면적이 큰 천연 목제 가구를 두면 건강에 유익하다. 반면 페인트·니스 등으로 덧칠한 목제 가구는 호흡작용이 살아져 수분 조절을 하지 못한다.

⑤목조 주택이나 목제 가구가 많은 집은 소음 공해에 덜 시달린다. 콘크리트나 시멘트는 소음을 방사하지만 나무는 소음을 흡수해준다. 나무는 또 초고음의 소리를 기분 좋은 알파(⍺)파로 바꿔준다. 폭포수가 떨어지는 소리, 가을철 풀벌레 소리가 정겨

운 소리로 들리는 것은 이들이 알파(α)파이기 때문이다.

월별 피톤치드 방출량은 여름철인 7,8월에 가장 많고, 그 다음에 봄가을철이며 겨울철에 가장 적다. 따라서 산림욕의 효과는 여름철이 가장 높고, 봄가을이 그 다음이며, 겨울철이 가장 낮다.

인간의 평균 수명을 150세 까지 내다 본 영국 일간지 인디펜던트는 최근 '좋은 거주지' 를 장수 비결 10가지 중 세 번째로 들면서 일본 오키나와, 미국 유타 등 유독 장수하는 지역이 있다고 주장했다. 그 반면에 인구가 과밀하고 먼지·소음이 많은 지역은 수명을 단축시킨다고 보도했다.

높은 산 중턱(중산간 지역)이나 기슭의 남쪽 구릉(丘陵)지대를 최선의 집터로 잡아 그 곳에 지은 남향집을 가장 적절한 거처(居處)로 보고 장수 요인 중 으뜸으로 평가한 것은, 앞에서 언급한 바와 같이 일상적 자연적으로 등구(磴丘) 생활을 할 수 있고, 나무가 많은 곳이므로 목조 주택과 주로 목조 가구를 사용함으로써 피톤치드 효과를 누리며, 맑은 공기를 마시고 따스한 햇볕을 쬘 수 있으며, 최소한 북쪽 또는 최대한 동·북·서쪽 3면을 산이 에워싸 아늑하고 따뜻한 보금자리에서 살 수 있기 때문이다.

차선의 거처는 농촌이나 해변에 2층이나 3층의 남향집에서 사는 것이고, 최악의 거처는 먼지와 소음이 많은 도심지에서 햇볕

을 쬐기 어려운 북향집이나 지하방에서 사는 것이며, 차악의 거
처는 교외나 도시 변두리의 북향집에서 사는 것이고, 차차선의
거처는 차악의 집터에 2층이나 3층의 남향집에서 사는 것이다.

최악이나 차악의 거처에서 살 수밖에 없는 사정이라면 시간
나는 대로 해변이나 산촌으로 자주 나가 맑은 공기와 햇볕을 쬐
면서 산책이나 등구 또는 등산을 하는 것이 바람직하다.

3. 적동(適動)

적동이란 적절한 운동을 말한다. 영국 인디펜던트는 규칙적
운동을 장수비결 10가지 중 으뜸으로 들었다. 나는 앞에서 매일
아침 30분만 운동하면 5짱(건장 · 몸짱 · 맘짱 · 얼짱 · 수짱)이
될 수 있다고 했다. 운동할 시간이 없다고 핑계 대는 사람이나
실제로 충분한 운동시간을 내기 어려운 사람들을 위하여 하루
30분이나 20분만이라도 '다단계 · 다박자 · 다혼동(여러 운동을
번갈아 하는 것)' 하면 5짱이 될 수 있다는 필요조건을 말했을
뿐이다.

충분조건을 충족시킬 하루의 적절한 운동시간은 종목에 따라

다르지만 손쉽게 할 수 있고, 효과가 큰 걷기·등구·조깅·턱걸이·팔굽펴·맨손체조 등을 한다면 3~4시간이 소요된다. 아침에 30~40분, 오전에 60~80분, 오후에 60~80분, 밤에 30~40분 도합 180~240분, 즉 하루 3~4시간 운동하는 것이 적절하다.

다음에 손쉽게 할 수 있는 운동 종목과 운동법을 소개한다.

(1) 걷기

걷기는 인간의 원초적 동작이다. 태아가 어머니 뱃속에서 발길질하는 것을 걷기의 시작이라고 주장하는 학자가 있으나 태아의 발길질은 체중이 실리지 않는 동물적 몸부림이라 하겠다.

걷기는 가장 손쉽고 비용이 거의 들지 않는 운동이다. 운동을 장시간 지속할 수 있기 위해서는 누구나 손쉽게 할 수 있고, 비용이 안 들거나 최소 비용으로 할 수 있어야 한다.

넓은 공간이 필요하거나 비용이 많이 들면 보통 사람들은 장시간 지속하기 어렵다. 걷기는 힘이 덜 들고 누구나 부담 없이 할 수 있다. 잠에서 깨어나 화장실에 가거나 부엌에 물 마시러 가는 것도 걷기이다. 발코니로 가서 창문을 열기 위해서도 걸어가야 한다. 바깥에 산책하러 나갈 때 반드시 운동복에 운동화 차림이어야 하는 것은 아니다. 아무것이나 입고 슬리퍼나 헌 구두를 신고 나가도 상관없다. 다만 조깅까지 하려면 운동화는 신어야 하지만 운동복을 반드시 착용할 필요는 없다. 평상복으로 조깅을 해도 아무런 지장이 없다.

가. 걷기의 효과

걷기의 운동효과는 산책, 속보, 파워 워킹 등 종류에 따라 다르나 일반적으로는 ①혈액 순환을 촉진한다. 혈액 순환이 원활하지 못하면 몸 세포가 영양소를 제대로 공급받지 못하고 노폐물을 제대로 배출하지 못해 질병이 생긴다. 걷기는 발바닥이 땅과 부딪치는 과정을 통해서 다리로 내려온 혈액을 심장으로 퍼올려주는 기능을 한다. 하반신의 근육이 혈관을 압박해 혈액순환이 보다 원활하게 된다. 그래서 발을 제2의 심장이라고 한다. 걷기는 또한 산소섭취량을 늘려 혈액순환을 돕는다.

②다리와 엉덩이의 근육이 증가되며 좋은 콜레스테롤(HDL)은 늘리고 나쁜 콜레스테롤(LDL)은 줄여 준다.

③유산소운동이므로 몸속의 지방을 없애는데 도움이 된다.

④이 밖에 고지혈증 해소, 골다공증 예방, 당뇨병 개선, 엔돌핀의 분비 등에 상당한 효과가 있다.

나. 얼마나 걸어야 건강효과가 클까.

전문가들 중에는 1주일에 5회, 매회 30분 이상 걸어야 상당한 운동효과가 있다고 하지만 비만관리와 활력 증강을 위해서는 더 많이 걷는 것이 좋다. 일반적으로 성인의 하루 섭취 열량은 2천 500kcal 정도인데 일상생활을 통해서 소비하는 열량을 제외하면 300~400kcal 정도가 남게 된다. 이것을 소모하려면 약 1만 보가 필요하다. 1만보(7~8km)를 걷는데 걸리는 시간은 대략 1시간 20여 분이다.

다. 언제 걷는 것이 좋은가.

다이어트와 정력 증강이 목적이라면 저녁 식사 후 밤에 걷는 것이 가장 효과적이다. 일반적인 건강효과는 오후 6~8시 사이에 운동하는 것이 가장 효과적이라는 연구결과가 있지만 다이어트와 정력 증강에는 밤 운동이 더욱 효과적이다.

아침이나 낮에 각각 1시간 이상 걷더라도 저녁 식사를 맛있게 넉넉히 먹고 TV나 시청하다가 잠자리에 들면 살찌게 마련이다. 배가 꺼지지 않고 더부룩하면 숙면도 못하고 정력도 약해진다.

얼마 전 마을 근처의 나지막한 동산에 올라가 산책을 하는데 8각정 쉼터에 앉은 4, 5명의 50대 아주머니들이 대화하는 것을 우연히 들었는데 한 분이 "나는 매일 아침에 30분, 낮에는 1시간 정도 동산 주위를 몇 번이나 돌고 가는데 살이 안 빠져 죽겠다"고 하기에 내가 "밤에 운동 안하시지요?"라고 물으니까 "밤에는 TV나 보다가 자지요."라고 해서 "살은 밤에 찝니다. 낮에 아무리 운동을 많이 해도 저녁식사를 맛있게 넉넉히 먹고 TV나 보다가 자면 섭취한 음식이 지방으로 바뀌어 몸속에 쌓여 살이 되므로 살 빼려면 밤 운동을 하거나 저녁 식사를 굶거나 평소의 2분의 1 정도로 줄이면 살 빼기 효과가 나타난다”고 하니까 “아 그렇군요.”라는 대화를 나눈 적이 있다.

나는 식사는 보통 때와 같이하고 밤에 2시간 30분 정도 운동해서 두 달에 16kg뺀 경험이 있다(제3장에서 자세히 설명).

라. 나쁜 걸음걸이와 바른 걸음걸이

걷기가 손쉽고 효과적인 운동이긴 하나 걷는 자세가 나쁘면 오히려 건강을 해치고 각종 질병을 유발한다. 오늘날 멋 부리기를 좋아하는 젊은이들, 특히 젊은 여성들의 걸음걸이는 문제가 적지 않다. 멋 부린다고 굽이 높은 신발을 신으면 굽 때문에 몸 무게 중심이 앞으로 쏠리게 되어 척추가 변형된다. 그 결과 척추신경과 각 마디에의 연결되는 수많은 신경계의 어느 한 부분이 눌리면서 압박을 받아 다양한 질병과 통증의 원인이 된다. 또한 발이 구두 앞쪽으로 쏠리게 되면 조금만 걸어도 금세 피로를 느끼며, 무지외반증(임지발가락 휘어짐)이나 ‘망치발가락’ 같이 발 모양이 기형적으로 변하기도 한다.

걸음걸이가 나쁘면 혈액순환도 나빠져 요통, 변비, 신경통, 부종 등이 생긴다. 11자로 걷는 일반인의 걸음걸이와는 달리 무릎을 X자로 교차시켜서 걷는 모델 워킹을 오랫동안 모방할 경우 발의 압력이 앞쪽으로 작용하게 되어 무릎이 아프거나 요통이 올 수 있다. 자신이 잘못 걷고 있는지는 신발 밑창을 보면 알 수 있다. 대개 바깥쪽이 약간 더 닳는 경우가 많은데 안쪽이나 바깥쪽 부분만 심하게 닳았다면 문제가 있다. 특히 평소 티눈이 잘 생기는 사람, 오래 걸을 때 허리나 무릎이 아픈 사람도 잘못 걷고 있는 것이므로 반드시 걸음걸이를 바로 잡아야 한다.

올바른 걸음걸이는 ①턱은 당기고, ②시선은 전방 15m를 바라보며, ③가슴과 등을 활짝 펴고, ④팔꿈치는 90도를 유지하며, ⑤팔 힘을 빼고 리드미컬하게 움직이고, ⑥발등과 정강이의 각도는 90도를 유지하며, ⑦마시고 또 마신 뒤 토하고 또 토하는 4보에 1호흡한다. ⑧발동작은 발뒤꿈치 바깥쪽부터 디딘 다음, 발바닥 전체로 디디고 나가, 발끝으로 땅을 차는 '3단계 보행'을 한다. ⑨보폭은 키에서 100을 뺀 정도로 어깨너비 보다 조금 넓게 하고, ⑩일반 보행은 시속 4~5km가 적당하다.

마. 걷기의 종류와 특징

①완보 : 가장 느린 걸음걸이로 시간당 이동거리는 3km 정도이고, 시간당 열량 소모량은 120~140kcal이다.

②산보 : 일상적인 걸음걸이로 시간당 이동 거리는 4km 정도이고 열량소모량은 180~200kcal이다.

③속보 : 손을 활기차게 움직이며 빨리 걷기로 시간당 이동거리는 5km 정도이고 시간당 열량소모량은 210~230kcal이다.

④급보 : 4걸음마다 1회 호흡(마시고 또 마신 다음, 내쉬고 또 내쉼)하는 빠른 걸음으로 시간당 이동거리는 6km정도이고, 시간당 열량 소모량은 300kcal이다.

⑤강보(power walking) : 일반인이 할 수 있는 최고 속도의 걷기로 시간당 이동거리는 7km정도이고 시간당 열량 소모량은 500kcal로 조깅(480kcal) 보다 더 많다.

⑥경보 : 일반인이 따라 하기에는 무리가 가는 초고속 보행으로 시간당 이동거리는 15km 이상으로 천천히 달리는 것과 비슷한 속도이다.

⑦마사이 워킹 : 아프리카의 케냐의 중앙고지대에서 탄자니아 중부평원에 걸쳐 사는 마사이족은 유목민으로 육식을 주로 하는데도 대부분 180cm가 넘는 큰 키에 '날씬한 몸매' 를 지니고 있으며, 성인병도 거의 없다. 그들의 생태를 연구한 결과 그들의 건강비결은 바른 걸음걸이 즉 '마사이 워킹' 에 있다는 것이다.

마사이 워킹이란 '마사이족이 부드러운 초원 바닥을 맨발로 자연스럽게 걸을 때 형성되는 바른 걸음걸이' 이다. 현대 도시인들은 아스팔트와 시멘트처럼 딱딱한 바닥 위를 딱딱한 밑창의 구두를 신고 걷기 때문에 몸무게 중심이 발바닥의 중앙을 생략하고 발뒤꿈치에서 앞꿈치로 그대로 넘어간다. 이로 말미암아

지면에서 받는 충격을 흡수하지 못해 걸음걸이가 뒤틀리고 변형돼 관절이나 척추에 악영향을 미치게 된다. 반면 마사이족은 발바닥 전체가 지면에 닿는 '중심부 보행'을 한다. 걸을 때 발뒤꿈치 바깥쪽부터 닿기 시작해 무게중심이 발 바깥쪽을 거쳐 새끼발가락과 엄지발가락 순으로 이동 한다. 그래서 걸음걸이가 곧다. 일반 걸음걸이보다 피로도가 적어 오래 걷는데도 유리한 자세다.

⑧뒤로 걷기 : 평소 사용하지 않던 근육·인대의 사용으로 무릎 뒤 근육·인대가 강화되어 관절염의 진행을 억제하는 효과가 있고, 종아리 안쪽 근육을 사용함으로써 다리 근육의 균형을 이루어 다리를 예쁘게 하는데도 효과적이다. 뒤로 걷기의 시간당 열량 소모는 600kcal로 일반 걷기의 2~3배가 되고, 파워 워킹의 1.5배가 된다는 연구보고가 있다. 따라서 가끔 뒤로 걷기를 해서 다리의 균형발달을 꾀하고, 많은 열량소모로 보다 큰 운동효과를 얻는 것이 바람직하다.

그렇다고 뒤로 걷기를 너무 많이 할 필요는 없고 지나치면 역효과가 날 수 있다. 그래서 나는 매일 조금씩 뒤로 걷기를 하고 있다. 아침 운동할 때 지하 서예실 입구까지 내려갔다가 올라와서는 뒷걸음으로 내려갔다가 올라오고, 외출해서 집으로 들어갈 때는 2층으로 바로 들어가지 않고 3층까지 올라갔다가 뒷걸음으로 1.5층까지 내려갔다가 올라와 2층 집으로 들어간다.

⑨장생보법 : 한국뇌과학연구원 이승헌 원장은 뇌를 자극하는 장생(長生)보법(보행법)을 개발해서 널리 보급하고 있다.

그는 "편안하게 서서 발바닥 중심에서 약간 안쪽에 힘을 준다. 그러면 발바닥의 용천혈(발바닥 중심의 움푹 들어간 곳으로 '기운이 용솟음치는 곳' 이란 뜻)에 자연히 몸무게가 실리는데, 이 혈을 자극하면 머리에 있는 기운이 아래로 내려가 마음이 편안해진다. 발가락에 의식을 두고 땅을 움켜쥔다는 느낌으로 발바닥에 무게를 느끼면서 발을 앞으로 디디는 것이다. 이때 그 힘이 무릎과 고관절 및 단전(배꼽 아래)으로 올라와 몸의 중심이 잡히며, 이어서 가슴과 목 및 뇌로 연결되어 뇌에 자극이 느껴진다. 몸의 중심이 용천혈에서 백회혈(정수리)까지 하나로 연결된 느낌을 갖는 것이 중요하다.

이렇게 하면 용천이 살아나면서 그 기운이 단전에 모이고, 자연스럽게 수승화강(水昇火降)이 되므로 입에 단침이 고이고, 아랫배가 따뜻해진다. 그 순간 뇌에서는 좋은 호르몬이 나온다. 수승화강은 '찬 것은 올라가고, 뜨거운 것은 내려온다' 는 선도 단학의 수련 원리로 우리 선조들이 삶 속에서 실천해왔던 것이다. 걸음을 단지 이동수단으로만 볼 것이 아니라 건강수단, 장생 수단으로 생각하고 걸으면 걸을 때의 마음가짐이 달라진다. 걸음을 운동으로 생각하면 걸음에 의식이 가고 힘이 들어간다.

따라서 제대로 걸으면 몸의 감각이 회복되고 뇌가 깨어난다.

인체를 고루 쓰는 걸음걸이는 기본적으로 몸 전체에 수없이 뻗은 신경을 자극하고 이러한 감각 정보는 뇌로 모인다. 걷기 위하여 한 발을 '떼고 놓고 하는 것'은 하나의 단순한 동작이지만, 이 짧은 순간에도 뇌는 실로 복잡하고 놀라운 일을 하고 있다.

가장 중요한 것은 뇌를 어떻게 쓰느냐이다. 우리의 뇌는 '물질로 이루어지고 신체기관이지만 동시에 정신을 다루는 독특한 기관'이다. '우리의 뇌에서 물질과 정신이 만나고 생각과 행동이 나오는 것'이다. 어떤 마음을 먹을 때 그 의식은 우리의 신체에 영향을 미친다. 걸음을 운동으로 생각하면 자연히 활기차게 걷게 된다. 그래서 발바닥을 힘차게 디디면 뇌가 환해지고 밝아지며 젊어지는 호르몬을 나오게 한다.

장생에는 정신적인 건강이 중요하다. 정신적인 건강은 꿈과 열정을 의미한다. 꿈과 열정이 없는 사람은 나이는 30대라도 몸은 80대이다. 우리의 뇌는 그렇게 믿는다.

우리는 뇌를 가지고 모든 일을 한다. 우리의 뇌가 작동하는 한 우리가 원하는 것을 이룰 수 있다.

걸음 속에 인생이 있다. 걸음이 바뀌면 체형이 바뀌고, 체질이 바뀌며, 성격이 바뀌고, 인생이 바뀐다. 장생보법으로 걷기가 습관화되려면 21일간 꾸준히 걸어야 한다. 21일은 아는 것이 체험을 통해 습관이 되는데 걸리는 시간이다. 21일을 꾸준히 하면 새로운 것에 대한 몸의 저항이 사라지고, 자연스럽게 습관으로 배어 자꾸 걷고 싶어지고, 몸에 힘이 생기며, 새로운 일에 대한 의욕이 생긴다. 그리하여 건강하게 자신의 꿈을 이루면서 행복하게 오래 사는 '장생 체칠' 이 된다"고 한다.

바. 효과적인 걷기 운동법

걷기를 주(主)운동으로 하는 경우와 조깅이나 마라톤 등 다른 운동의 준비운동으로 하는 경우에는 그 운동법이 다르다. 여기서는 걷기를 주된 운동으로 하는 경우를 다룬다.

걷기의 준비운동으로는 실내에서 스트레칭이나 맨손체조를 4~5분 동안 하고 바깥으로 나가 30분이든 60분이든 같은 속도와 보폭으로 계속 걷기보다는 천천히 속도를 높이고 보폭을 늘렸다가 절정에 이른 다음, 천천히 속도를 낮추고 보폭을 줄이는 '다박자 운동법' 이 좋은 걷기이다.

가장 효과적인 운동법은 '다단계 · 다박자 운동법' 이다. 될 수 있는 대로 운동 강도와 지속시간 등을 많은 단계로 나누고, 각 단계마다 여러 박자로 나누어 약 · 강 · 약, 단 · 장 · 단, 저 · 고 · 저, 협 · 광 · 협, 유 · 강 · 유 등 차츰차츰 운동 강도 등을 증강했다가(점증법) 절정점에 이른 다음, 다시 차츰차츰 강도 등을 감축하는(점감법) 운동법을 말한다. 걷기운동의 경우에서도 그 원리는 마찬가지다.

30분이든 1시간이든 걷기를 작정한 시간의 처음 3분의 1 거리는 천천히 걷기와 조금 빨리 걷기 및 천천히 걷기를 되풀이 하고, 중간의 3분의 1은 조금 빨리 걷기와 더욱 빨리 걷기 및 조금 빨리 걷기를 되풀이 한 다음, 끝 3분의 1은 처음과 같은 3박자 걷기를 하면 결국 3단계·9박자 걷기 운동이 된다. 이렇게 다단계·다박자 걷기를 하는 것이 인체의 생체조직과 리듬에 무리 없는 자극을 증감하는 것이다.

천천히 장시간 걷는 것과 빨리 단시간 걷는 것 중 어느 것이 좋을까? 운동하는 목적에 따라 다르다.

비만 해소를 위해서는 보통 걸음으로 오래 걷는 것이 좋다. 체중이 줄더라도 내장에 체지방이 쌓여 있으면 '마른 비만' 또는 '내장 비만' 이므로 체지방을 태워야 '날씬한 건강체' 가 되는데 체지방을 연소시키는 데에는 일반 걷기와 같은 저강도 장시간 유산소운동이 효과적이기 때문이다.

심폐기능을 향상시키려면 30분 동안에 3km 이상 빨리 이동하는 파워 워킹같이 보행속도를 높이고 보폭을 넓혀 힘차게 걷는 것이 더욱 효과적이다.

(2) 등구

등구란 앞의 아침 운동편에서 말한 바와 같이 원래 "언덕이나 낮은 동산 또는 계단 등을 올라갔다가 내려오는 '등하구(登下丘)'를 뜻하는 말이지만 나는 골짜기나 낮은 곳 또 계단을 내려 갔다가 올라오는 '하등구(下登丘)'를 포함하는 개념"으로 쓰고 있다.

앞에서 높은 산 중턱이나 기슭의 구릉(丘陵)지대에 자리 잡은 장수촌 주민들의 장수 요인으로 일상적·자연적 '등구' 생활이 결정적이었다는 것, 한국 최고령 남성으로 110세를 누리고 2007년 초에 사망한 대구의 석판수 옹이 매일 아침 1시간 정도 4층 거실에서 1층 마당까지 내려왔다가 올라가는 '하등구(下登丘)'를 수십 년 동안 지속했다는 사실 및 미국 동부 보스턴 시 근교의 장수 노인들이 "모두 2층 또는 3층에서 살면서 규칙적으로 계단을 오르내린 것이 장수요인의 하나임을 시사한다"는 하버드 의대 교수팀이 쓴 저서를 이미 비판적으로 소개했다.

등구와 걷기를 비교하면 등구는 조금 높은 곳에 올라갔다가 내려오거나 조금 낮은 곳에 내려갔다가 올라오는 것으로 보통 평지를 이동하는 '걷기'와 비교하면 열량소모가 1.5배 이상 되는 '심화된 걷기' 또는 '강도가 높은 걷기'라 할 수 있다.

등구운동을 효과적으로 하려면 걷기나 다른 운동과 마찬가지로 같은 강도와 보폭으로 할 것이 아니라 강도와 보폭을 점점 높이거나 넓혔다가 낮추거나 좁히는 등 다박자 등구법이 바람직하다. 계단 오르기의 경우 3층에 올라갔다 내려온다면 첫층은 한 계단씩 오르고, 중간층은 두 계단씩 오르며, 끝층은 다시 한 계단씩 오르는 식으로 3박자 등구를 할 수 있고, 10층을 오르내리는 경우에는 각력과 무릎상태 및 그날의 컨디션에 따라 여러 가지 등구법을 시행할 수 있다.

3층까지는 준 주운동단계로 보아 1층은 천천히 한 계단씩 오르고, 2층은 빨리 한 계단씩 오르거나 두 계단씩 오를 수 있으며, 3층은 한 계단씩 오르고, 4~7층은 주운동 즉 가장 강도 높은 등구를 하는 단계이므로 4층은 한 계단씩 빨리 오르고, 5, 6층은 두 계단씩 오르거나, 5층만 두 계단씩 오르고, 6층은 천천히 한 계단씩 오르며, 7층은 두 계단씩 오를 수 있으며, 8~10층은 준 주운동 단계이므로 3층까지의 등구법을 적용하면 된다. 내려올 때는 위쪽 3층은 한 계단씩 내려오고, 중간 4층은 뒷걸음으로 내려올 수 있으며, 아래쪽 3층은 다시 앞걸음으로 한 계단씩 내려온다. 이렇게 하면 6단계 12박자 등구가 된다.

내 경험에 비추어 보면 평지만 걸으면 운동효과도 등구와 비교하면 상당히 떨어질 뿐만 아니라 단조로워 지루하기도 하고, 보행 속도와 보폭에 차이를 두어 운동 강도에 차이를 둔다는 것도 말하기는 쉽고 간단하지만 실제로는 쉽지도 않고 단순하지도 않다.

내가 살고 있는 W타운은 499세대에 불과한 중소단지이지만 지하주차장이 3개, 지하 서예실이 1개, 2개의 모래사장에 철봉대와 2층 놀이기구 2개 등을 이용하면 여러 번 등구와 턱걸이 등이 가능하므로 여러 종목의 운동을 번갈아 하면 자연히 운동에 변화를 줄 수 있어 지루하지도 않고 오히려 즐겁고 재미있게 운동을 할 수 있다.

등구를 매일 규칙적으로 하면 하반신 특히 허벅지 근육을 증대시켜 건강증진에 크게 기여한다. 허벅지 근육을 증강시키는데 효과적인 운동은 등구와 등산 등 '오르막 운동' 이다. 등산은 좋은 운동이지만 보통 사람이 매일 하는 것은 무리한 운동이 될 수 있으므로 1주일에 한두 번 하는 것이 적당하지만 등구는 매일 하기에 좋은 운동이므로 허벅지근육 발달에 가장 적합한 운동이다.

허벅지는 인체 근육의 3분의 2를 차지할 정도로 근육이 많은 부위이다. 요즈음 다이어트에 대한 그릇된 인식으로 섭취열량을 대폭(평소의 반 이상)줄여서라도 '말라깽이' 가 되는 것이 '매력적이고 아름답다' 는 해괴한 유행이 널리 퍼져있다. 다이어트의 정도(正道)는 과도한 절식(節食)이 아니라 적절한 운동을 해서 근육을 증대하고 지방을 연소시켜 적정체중(키-100×0.9)에 근접하는 것이다.

체중의 등급은 체질량지수(BMI=Body Mass Index)로도 표시된다. BMI는 '체중(kg)÷키(m)의 제곱' 으로 계산된 수치인데 BMI가 18.5미만이면 저체중, 18.5~23미만은 정상, 23~25미만은 과체중, 25~30미만은 비만, 30 이상은 고도비만으로 구분한다.

근육 증대가 중요한 이유는 첫째, 근육은 인체가 보유한 최대의 당분 저장소로서 당분을 글리코겐 형태로 저장한다. 따라서 밥을 많이 먹어도 허벅지가 굵으면 혈당이 잘 올라가지 않는다. 게다가 허벅지 근육에 쌓아둔 글리코겐은 필요할 때 포도당으로 방출되어 큰 힘을 발휘하는데 요긴하게 쓰인다. 따라서 허벅지가 굵은 사람은 힘든 일을 하더라도 잘 지치지 않고 일을 잘 할 수 있다.

둘째, 근육은 쓰레기 소각장 역할을 함으로써 식사로 섭취한 잉여 열량이 뱃살이나 혈관에 축적되는 것을 예방한다. 따라서 근육이 발달한 사람은 동맥경화나 복부비만이 좀처럼 발생하지 않는다. 왜냐하면 근육 특히 허벅지 근육이 잉여 열량을 태워 없애기 때문이다. 반면 근육이 부족하면 섭취한 음식이 거의 다 지방으로 축적된다.

셋째, 근육이 발달한 사람은 혈관도 깨끗하다. 왜냐하면 근육이 잉여 열량 등 노폐물의 혈관 축적을 방지하기 때문이다. 따라서 깨끗한 혈관이 뇌졸중과 심장병 등 치명적 혈관질병을 예방해주고 성기능도 강하게 한다. 왜냐하면 혈관은 음경에도 분포되어 있기 때문이다.

(3) 등산

　등산은 보통 높은 산을 2시간 이상 걸려 올라갔다 내려오는 것을 말한다. 따라서 완만한 낮은 동산을 1시간~1시간 30분 이내에 다녀오면 등구라 할 수 있다. 그러나 가파른 높은 산을 1시간 가까이 걸려 다녀왔다면 등산이라 할 수 있다. 1시간을 넘지 않더라도 가파른 산행은 운동 강도가 상당히 높기 때문이다.

　어떤 노화학자는 등산은 건강과 장수에 가장 좋은 운동이라고 예찬한 적이 있는데 나는 등구야말로 건강 증진과 수명 연장에 가장 효과적인 운동이라고 생각한다.

　보통 사람이 운동 강도가 높은 등산을 매일 하면 피로가 누적되어 건강에 역효과를 낼 수도 있으므로 1주일에 한두 번 등산하는 것이 적당하다. 피로가 계속 누적되면 건강을 해칠 뿐만 아니라 경우에 따라서는 돌연사할 수도 있기 때문이다.

　등구는 매일 하는 것이 좋고, 걷기의 1.5배 이상의 운동효과도 있으며, 운동은 매일 해야 생명을 강인하게 만들 수 있다.

　운동 가설에 '3·3·3운동론'이 있다. 1주일 3일 이상, 하루 30분 이상 운동하는 것이 좋고, 운동은 준비운동 주운동 정리운동의 3박자 운동법으로 해야 건강을 유지할 수 있다는 주장이다.

　나는 '3·3·3운동론'은 최소한의 필요조건일 뿐이지 충분조건은 아니라고 본다. 충분조건은 매일 운동하는 것이 좋고, 운동할 시간을 충분히 낼 수 있다면 하루 180~240분 동안 적절한 휴식을 취하면서 운동하는 것이 바람직하며, 여건이 허락한다면 '다종목 다단계 다박자 운동법' 을 시행하는 것이 가장 효과적이다.

그래서 나는 원칙적으로 등산은 1주일에 한번만 하고 '피톤치드' 가 가장 많이 발산되는 여름철에만 1주일에 두 번씩 산행을 하고 있다.

피톤치드(phytoncide)란 "나무가 자신을 보호하기 위하여 내뱉는 '나무냄새' 즉 '산림향' " 이다. 피톤치드는 살아있는 나무와 나뭇잎은 물론, 목조 주택이나 가구·도마·마루 등 나무로 만든 모든 제품에서 발산된다.

피톤치드의 건강효과는 첫째, 해로운 세균의 번식을 억제한다. 둘째, 심신을 이완시킨다. 마음이 안정되면 만병의 근원인 스트레스가 줄어드는 대신 면역력은 강화된다. 셋째, 상쾌한 향기를 제공한다.

건강을 위하여 매일 아침 산에 가는 경우에 보통 사람은 가능하면 가파른 고산은 피하고 완만한 동산을 오르되 60분 미만의 산행이 되도록 한다. 아침에 가파른 산행이나 60분 이상 걸리는 등산은 과도한 운동이 되기 쉽다.

70대 중반에 이르도록 나는 아침 산행은 전연 한 적이 없고, 대학 들어가지 전까지 고향에서 살 때 아침 운동으로 나지막한 앞 동산에 올라가 맨손체조와 철봉 평행봉 운동을 40~50분 했고, 요즈음은 아파트 단지 안에서 아침에 맨손체조와 걷기, 등구, 조깅, 턱걸이, 팔굽펴 등을 30분 정도 하는 것을 원칙으로 하고 있다.

등산은 매주 일요일 오전 10시 30분쯤 집에서 나와 마을 뒷산에 올라가 중턱의 약식 소운동장에서 맨손체조와 턱걸이 등을 하고, 정상(해발 250m 정도)에서 8~10분 쉬었다 귀가하면 소요 시간은 2시간 30분 정도 걸린다.

산행에서의 가장 힘든 주(主)운동은 턱걸이이다. 본격적인 턱걸이를 하기 전에 예비 동작으로 두 손으로 철봉에 10초 정도 매달린다. 다음에는 조금 떨어진 곳의 곧은 소나무에 다가가 등과 허리를 소나무에 부딪치면서 두 손을 머리 위로 들어 올렸다가 앞으로 내리는 동작을 20회 한다. 소나무에 등 부딪치기는 특별한 운동효과를 노리기보다는 강도가 낮은 동작을 취하면서 쉬는 동안에 팔과 어깨근육을 풀어주는 스트레칭으로 볼 수 있다. 그 다음에는 철봉으로 다가가 두 손으로 철봉을 잡고 이마 높이까지만 몸을 위로 당겨 올리는 '이마걸이' 또는 콧등 높이까지 당겨올리는 '코걸이'로 '반 턱걸이'를 한 번 한다. 준 주운동인 셈이다. 다시 소나무에 등 부딪치기를 25회 하고 온몸 맨손체조를 5~6분 동안에 두 번 한다. '온몸 맨손체조'란 "심장에서 가장 먼 팔다리운동부터 시작해서 목운동, 팔운동, 옆구리운동, 가슴운동, 등 배운동, 몸통운동, 제자리뛰기, 팔다리운동, 숨쉬기 등으로 온몸의 유연성을 확보하기 위한 전신 맨손체조"이다.

물을 조금 마시고, 소나무에 등부딪치기를 30회 한 다음, 본격적인 온전한 턱걸이 즉 '온 턱걸이'를 한다. 그날의 컨디션에 따라 '온 턱걸이'를 6~10회 한다. 등부딪치기를 28회 하고 반 턱걸이를 한 번 한 다음, 등부딪치기를 25회 하고, 철봉에 매달리기를 10초 정도하고, 등부딪치기를 22회 하고 온몸 맨손체조를 2분 30초 동안에 한 번하고, 약식 소운동장에서의 운동을 마무리한다. 결국 5단계 5박자 턱걸이운동을 한 것이다.

산 중턱의 약식 운동장에서 운동할 때에는 봄, 여름, 가을철에는 말할 것도 없고, 겨울철에도 날씨가 따뜻한 날에는 발바닥에 자극을 주고 상쾌한 기분을 맛보기 위하여 양말까지 벗고 맨발로 운동을 한다.

2007년 4월 영국의 BBC 방송은 영국 브리스톨대와 유니버시티 칼리지 합동 연구팀의 실험 결과 "흙을 밟고 놀거나 흙장난을 치면 흙 속의 미생물이 면역체계를 자극하여 뇌 속에서 행복감을 느끼게 하는 호르몬 '세로토닌(serotonin)'을 많이 분비시키는 사실을 발견했으며, 폐암 환자들에게 박테리아 치료를 했더니 이들의 행복감이 기대 이상으로 높아졌다"는 연구결과도 발표했다. 또한 지나치게 위생적인 환경은 아이들의 면역시스템을 약화시킨다는 연구결과가 잇달았다.

(4) 조깅

조깅(joging)은 '천천히 달리는 것'을 말한다. 달리기 경쟁에서 이기거나 기록을 세우기 위해서 전력을 다해 달리는 것을 말하는 것이 아니고 건강을 위하여 적절한 속도와 보폭으로 천천히 달리는 것을 뜻한다.

조깅은 달릴 공간만 있으면 어디서나 할 수 있으므로 걷기 다음으로 손쉽게 할 수 있는 운동이다. 보통 운동복에다 운동화를 신고 달리지만 평상복에다 운동화만 신고 달릴 수도 있고, 신사복에다 구두를 신고도 짧은 거리는 가볍게 달릴 수 있다.

다른 운동과 마찬가지로 운동효과와 부상 예방을 위해서는 주행(走行)의 속도를 세분하여 '다단계 · 다박자 주행'을 해야 건강 증진과 부상 예방이라는 일석이조(一石二鳥)의 효과를 얻을 수 있다.

아침에 하는 나의 30분 운동은 실내에서의 맨손체조 다음에 조깅부터 시작한다. 아파트 경비실 현관을 나서면서 최저 속도로 달리기를 시작하면서 10보 단위로 주행 속도에 차이를 둔다. 맨 처음에는 30보를 달리고 30보를 길으면서 팔운동을 하되, 처음 10보는 최저 속도로 가볍게 달리고, 중간 10보는 약간 속도를 더하고, 끝 10보는 다시 최저 속도로 달려 제1단계의 3박자 주행을 하고, 다음에는 40보를 달리되 처음과 끝 10보는 각각 최저 속도로 달리고, 중간 20보는 약간 가속하며, 그 다음에는 50~80보까지 점점 주행속도를 높이고(점증) 단계별로 3박자 이상의 다박자 주행을 한 다음, 70~20보까지 10보 단위로 주행 박자에 차등을 두어 점점 주행 속도를 감속하는(점감) 다단계·다박자 주행을 한다.

이렇게 정교하게 주행의 단계와 박자를 적절히 가감(加減)하면 직 K대통령이나 S대 H박사와 같이 60대말에 허리 통증과 무릎 부상으로 조깅을 중단하는 사례가 발행하지 않고 아마 100세 이상 장수하더라도 사망 직전까지 조깅을 지속할 수 있을 것이다.

두 분의 나이 차이는 5~6년 되지만 무릎 통증을 호소한 때는 다 같이 60대 말이었다. 두 분 다 수 십년 동안 조깅 등으로 건강 관리를 해왔기 때문에 60대 중반까지는 별 탈이 없었겠지만 60대 후반에 이르면 조깅의 속도와 지속시간 및 주행거리를 조금씩 줄여야 하는데도 종전에 하던 대로 과도하게 무리를 거듭함으로써 큰 탈이 난 것으로 본다.

(5) 턱걸이

인체 근육의 70~75%가 허벅지를 중심으로 한 하체에 집중되

어 있으나 가슴과 어깨를 중심으로 한 상체가 빈약하면 보기에
도 좋지 않을 뿐만 아니라 근육의 부족은 면역력을 약화시켜 각
종 질병에 대한 저항력을 약화시킨다. 따라서 어깨와 팔, 가슴
등 상체의 근육을 강화할 필요가 절실하다. 턱걸이는 팔굽펴와
함께 손쉽고 효과적으로 할 수 있는 상체 근육 강화운동이다.

턱걸이는 철봉이라는 기구가 필요하지만 마을 인근 학교에 철
봉이 설치되어 있는 것은 말할 것도 없고, 웬만한 아파트의 모래
사장에도 철봉시설이 되어 있다. 내가 살고 있는 W타운은 499
세대에 불과한 중소단지인데도 모래사장 두 곳에 높낮이가 다
른 철봉이 6개씩 매달려 있다.

내가 전에 살던 J맨션 맞은 편 비슬산 중턱에도 철봉이 설치되
어 있었고, 지금 살고 있는 W타운 뒤쪽 태복산 중턱에도 철봉이
소나무 사이에 매달려 있고, 최근 관할 구청인지 동사무소인지
쇠기둥 두 개를 박아놓고 턱걸이를 할 수 있도록 둥근 쇠바퀴를
4개나 설치해 놓았다.

나는 1998년 3월초(정년 최임 직후) 일요일 오전에 마을 뒷산
중턱에 올라가 턱걸이를 해보니 겨우 한 번밖에 할 수 없었다.
그 무렵 어떤 잡지에서 턱걸이를 10회나 하는 건장한 70대 할아
버지를 소개한 것을 보고, 나는 한 해에 턱걸이를 한 번씩만 더
하여 10회까지 늘리는 10개년 계획을 세워 꾸준히 노력했더니 8
년째인 2006년(74세)에 10회 목표를 조기에 달성했다.

　목표 조기 달성의 비결은 다이어트로 적정체중을 유지하고, 다단계·다박자 운동법을 적용한 것이었다. 두 달 동안의 다이어트로 16kg이나 체중이 줄어 65kg안팎의 날씬한 몸매가 되어 턱걸이 하는데 힘이 훨씬 덜 들었다.

　아침 운동 때, 본격적인 턱걸이를 하기 전에 철봉 매달리기로 턱걸이의 예비 동작을 하고, 이마나 콧등 높이까지만 끌어당기는 '이마 걸이' 또는 '코걸이' 등의 '반 턱걸이'로 준 주운동을 하며, 일요일 오전의 산 중턱에서는 철봉 매달리기, 반 턱걸이, 온 턱걸이, 반 턱걸이, 매달리기 등으로 5박자 턱걸이를 하고, 적절한 휴식을 취하며 음식을 고루 섭취하는 등 일반적인 건강 수칙도 최대한 지키려고 했다. 특히 5박자 턱걸이는 운동 강도를 조금씩 높였다가(점증법) 조금씩 낮추는(점감법) 5박자 운동법으로 생체조직에 무리 없는 자극을 가한 것이 상체 근력 증강에 매우 효과적이었다.

　8년 뒤, 10회 턱걸이 목표를 조기에 달성하고, 다시 한해에 일회씩 추가할 목표를 세워 10년 후인 2016년까지 20회 달성목표를 다시 세워놓았다. 내 나이 70대 중반이니 목표달성이 쉽지는 않을 것이지만 새로운 목표를 설정하고 도전하는데 그 의미가 크다고 본다. 마무리는 언제나 맨손체조를 2~3분 한다.

(6) 팔굽혀 펴기(팔굽펴)

턱걸이와 팔굽펴는 둘 중 한 가지만 해도 상당한 상체운동효과를 얻을 수 있는 것이지만 두 가지를 다하면 더욱 효과적이다.

턱걸이는 철봉이라는 기구가 필요하지만 팔굽펴는 좁은 공간만 있으면 어디서나 손쉽게 할 수 있다. 턱걸이에서는 기대할 수 없는, 배와 허리 근육의 지구력 강화에도 상당한 효과를 얻을 수 있다.

팔굽펴는 방안에서도 창문을 열어 놓고 할 수 있고, 마루에서도 보다 넓은 공간에서 보다 맑은 공기를 마시면서 할 수 있다. 다만 팔과 어깨의 힘이 부족한 사람은 방석 위에 무릎을 꿇고 팔굽펴를 하거나 팔을 조금만 굽혔다 펴는 '반팔굽펴'를 하여 힘을 기른 다음, 온전한 팔굽펴를 할 수도 있다.

팔굽펴를 하기 가장 좋은 장소는 사우나탕의 넓은 홀이다. 나는 손님이 적은 주중(주로 수요일)에 사우나탕에 가서 다단계 다박자 팔굽펴를 한다.

제1단계 팔굽펴는 배꼽 높이의 냉탕 가장자리에 두 손을 어깨 너비로 짚고 80회를 하되, 처음 20회는 두 팔을 조금만 굽혔다 펴는 저강도의 '반 팔굽펴'를 하고, 다음 20회는 팔을 깊이 굽혔다 펴는 고강도의 '온 팔굽펴'를 하며, 그 다음 20회는 다시 저강도의 '반 팔굽펴'를 하고, 또 그 다음 10회는 '온 팔굽펴'를 한 다음, 끝 10회는 다시 저강도의 ‘반 팔굽펴’를 하여 5박자 운동법을 적용한다.

제2단계의 팔굽펴는 무릎 높이의 냉탕 입구 계단에 두 손을 짚고 80회를 하되, 1단계에서와 같은 5박자 운동법을 적용한다.

제3단계의 팔굽펴는 홀바닥에 두 손을 짚고, 코가 바닥에 닿을 정도의 최고 강도의 3박자 운동법을 적용한다.

제4단계의 팔굽펴는 제2단계에서 같은 5박자 운동법을 적용한다.

제5단계의 팔굽펴는 제1단계에서와 같은 5박자 운동법을 적용한다.

결국, 사우나탕에서의 팔굽펴는 ‘5단계·23박자 운동법’을 적용하는 셈이다.

상체의 힘이 약해서 코가 바닥에 닿을 만큼 팔을 깊이 굽혔다 펴는 최고 강도의 온전한 팔굽펴를 할 수 없는 경우에는 3단계 15박자 운동법으로 저강도 팔굽펴와 중강도 팔굽펴 및 저강도 팔굽펴를 몇 달 동안하면 온전한 최고 강도의 팔굽펴를 할 수 있다.

(7) 아이소메트릭

아이소메트릭은 '정적 긴장 훈련'이라고도 하는데 1950년대 독일의 운동생리학자 헤팅거 박사가 창안 보급해 운동선수들에게는 익숙한 운동이다. 운동할 시간이 부족하거나 겨울철 날씨가 추워 야외운동 하기가 적합하지 않을 때 집 안에서 단시간에 할 수 있는 간단하면서도 효과적인 운동이다.

근육은 적당히 사용하면 발달하고 사용하지 않으면 퇴화한다. 나이가 들어 근육이 급속히 위축되는 것을 '사이코페니아'라고 한다. 근육 중에서 지근(지구력에 필요한 근육)보다 속근(순발력에 필요한 근육)의 감소가 훨씬 빠르다. 지근은 나이가 들면 서서히 줄지만 속근은 운동을 하지 않으면 30대 이후 급감한다.

일반적인 근육운동은 팔굽펴나 덤벨들기 같이 수축과 이완의 반복이다. 그러나 아이소메트릭은 근육에 힘을 준 상태에서 몇 초 동안 긴장을 유지한다. 하루에 한 번 10분간 고정된 힘을 주는 것만으로도 1주일에 5%의 근육을 증대할 수 있다는 것이 헤팅거 박사의 주장이다.

일반적으로 운동할 때 가장 손상을 많이 받는 부위는 관절이다. 달리기와 같은 유산소운동이나 근력운동 모두 관절 부상이 가장 많다. 그러나 아이소메트릭 운동은 관절이 오히려 튼튼해진다. 충격을 주지 않고 스트레칭 상태에서 힘을 고정하기 때문에 인대나 건의 손상을 우려하지 않아도 된다.

이 운동을 하기 위하여 넓은 공간이나 기구는 필요 없다. 거실이나 응접실에서 벽이나 내 몸을 이용하면 된다. 시간이 많이 소모되지 않는 것도 장점이다. 한 동작을 하는데 7~10초면 된다. 여러 동작을 배합해도 10분 안에 할 수 있다. 헤팅거 박사는 10분 동안의 아이소메트릭 운동이 1시간의 힘든 웨이트 트레이닝을 대체한다고 주장한다. 공부를 하거나 사무를 보다가 '틈새 운동'으로 할 수 있다.

이 운동은 최대 근력의 절반에서 시작하지만 시간이 흐를수록 힘들어지는 것을 느낀다. 가장 먼저 단련해야 할 부위는 허벅지 근육과 복근이다.

어떤 동작이든 숨을 참지 말고 얕게 쉬며, 적어도 3~5세트 반복한다. 이 운동은 매일 하는 것이 좋다. 다만 운동 중 호흡이 가빠지므로 고혈압과 심장 질환이 있는 사람에게는 적합하지 않다.

◎ 아이소메트릭 운동의 실례

각 동작을 멈춘 상태에서 7~10초 동안 유지한다.

① 허벅지근육 강화

양 발을 어깨너비보다 약간 넓게
벌리고 기마(騎馬)자세로 앉는다. 허
리는 펴고 양 발끝을 안쪽으로 모아
야 한다.

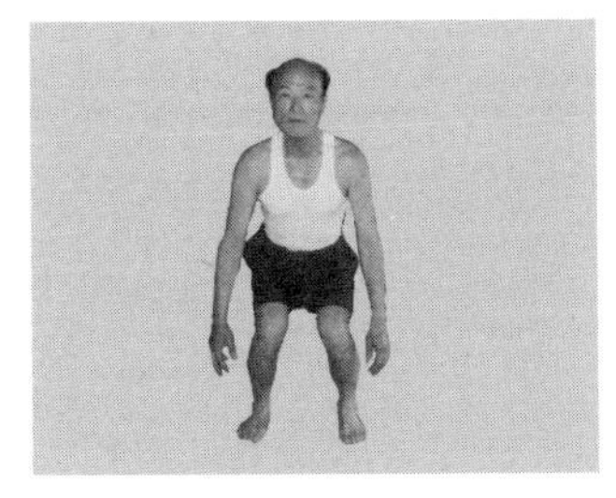

② 다리근육과 복근 강화

벽에 등을 기대고 무릎을 직각으로
구부린다. 등을 반듯하게 펴고 정면
을 본다.

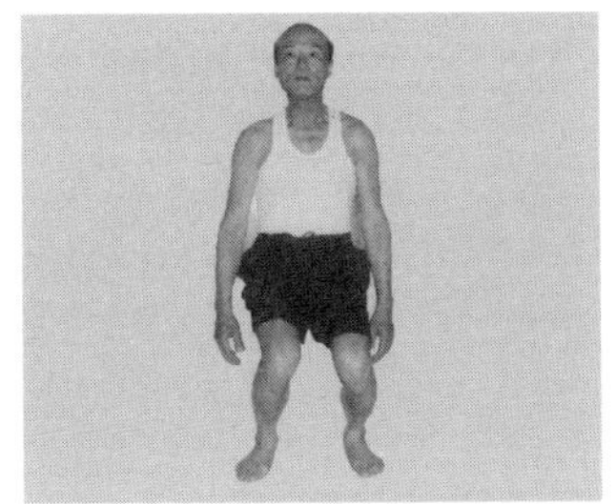

③ 복근 강화

다리를 조금 굽힌 채 들고 누워 목
은 앞으로 당기고 다리는 바닥에서
45도 각도를 유지하고, 팔을 앞으로
뺀다. 두 눈은 손끝을 바라본다.

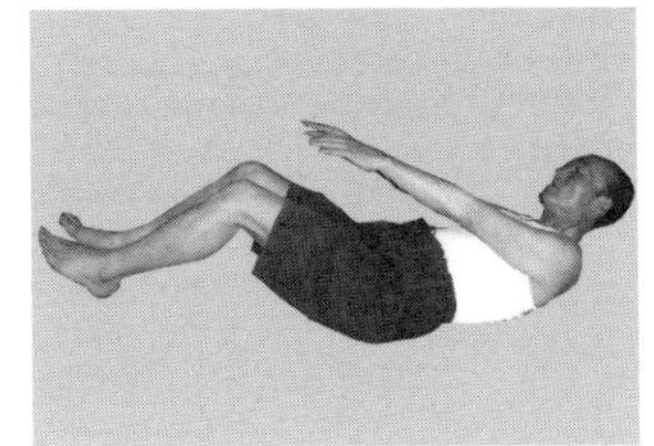

④ 어깨근육 강화

마루나 방바닥에 허리를 곧게 유지
한 바른 자세로 앉아 두 손의 손가락
끼리 맞잡고 수평으로 힘껏 잡아당긴

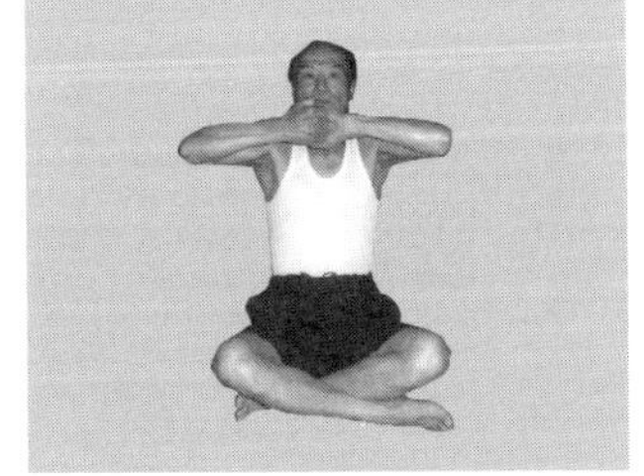

다. 손을 어깨 높이까지 올려야 더욱 효과가 있다. 잠시 쉬었다 손가락을 바꿔 잡고 같은 동작을 한다(이 동작은 저자가 추가함).

⑤ 목뼈 강화

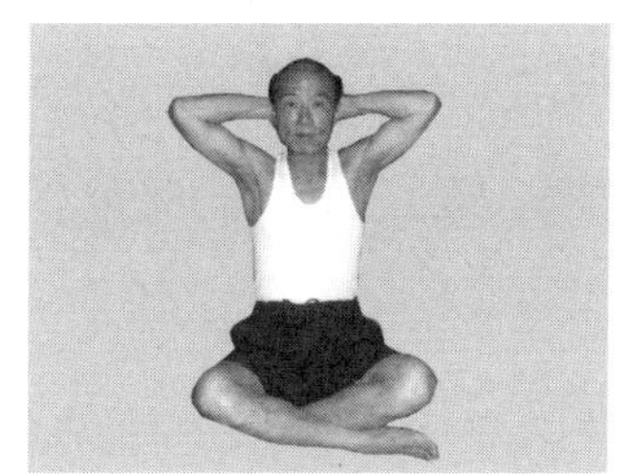

깍지 낀 손을 뒷머리에 대고 앞쪽으로 잡아당긴다. 이때 목은 뒤쪽으로 힘을 준다.

나는 헤팅거 박사의 아이소메트릭을 약간 수정해서 실천한다. 어깨 근육 강화운동을 역동작으로 한 번 더하고, 헤팅거 박사는 최대 근력의 절반으로 시작해서 같은 긴장 상태를 7~10초 유지하라고 하는데, 나는 생체조직의 원리와 리듬에 맞게 최대 근력의 30~40%에서 시작해서 절정에 이르렀을 때에는 60~70%까지 운동 강도를 높였다가(점증) 다시 40~30%로 차츰 차츰 낮추는(점감) 것이 좋다고 생각해서 그렇게 점증법과 점감법을 시행하고 있다.

이 운동이 끝난 뒤에는 약식 맨손체조로 마무리한다. 약식 맨손체조는 바로 선 자세에서 상체를 앞으로 40~50도 굽혔다 펴기를 8회 하고, 두 무릎을 모아 좌우로 각각 5회씩 돌린 다음, 두 손을 가슴에 얹고 몸통을 좌우로 각각 8회씩 돌렸다가 두 팔을 내린다. 두 팔 앞으로 들어올리기를 첫 번째는 수평선까지 들었다가 내리고, 두 번째는 수평선에서 머리 위 30도까지 올렸다가 내리고 세 번째는 60도까지 올렸다가 내린 다음, 네 번째는 머리 위까지 올렸다가 내리기를 각각 3회씩 되풀이 한다. 소요시간은 1분 정도이다.

4. 적휴(適休)

지나치게 장시간 일을 하거나 운동을 과도하게 하여 적절한 휴식을 취하지 않으면 건강을 해칠 수 있고, 심하면 '돌연사' 할 수도 있다.

휴식은 일이나 운동으로 쌓인 피로를 해소하거나 줄이고 노폐물을 배출하며 영양을 공급받아 에너지를 비축하기 위하여 필수 불가결한 요소다.

최선의 휴식은 잠을 충분히 자는 것이다. 사람에 따라 차이가 있지만 6~8시간 푹 자는 것이 좋다. 오후 3시 전에 10~20분 동안의 낮잠은 피로 해소에 큰 도움이 된다. 나는 점심을 먹고 오후 3~4시 사이에 사우나탕에 가면 냉탕을 거쳐 열탕에서 20~30

분 동안 반신욕을 하고 세발, 세수한 다음, 긴 침대의자에 누워 천천히 200~300을 입속으로 세면 곧 잠이 들어 30분 안팎의 달콤한 낮잠을 즐긴다.

과도한 스트레스나 걱정·과음·과식 또는 질병 기타의 원인으로 잠이 오지 않거나 숙면을 취하지 못하는 경우에는 수면 방해 원인을 치료하거나 제거하는 것이 근본대책이다. 스트레스나 걱정거리가 자신의 힘으로는 도저히 어떻게 할 수 없는 경우, 예컨대 불가항력적인 일은 일단 체념하는 것이 정신 건강에 좋다.

도저히 잠이 오지 않는 경우에는 "잠 안 자도 누워만 있으면 피로가 풀릴 것인데 전연 걱정할 필요가 없다"고 생각을 바꾸면 별 문제가 되지 않는다. 동물은 편안하게 앉아만 있어도 어느 정도 피로가 풀리게 되어 있고, 오늘 잠을 설치면 내일이나 모레는 잘 잘 수 있는 것이 인체의 생리다.

일을 하거나 운동을 하면서 약간 피로한 것은 참고 견딜 수 있지만 피로도가 상당한 정도에 이르렀을 때에는 잠시 쉬어야 한다. 피로도가 심할 때에는 편안하게 뒤로 기대어 앉거나 누워서 충분히 쉬어야 한다.

2006년 5월의 지방선거 몇 달 전 서울의 한 50대 구청장이 점심시간에 집무실 의자에 앉은 채 돌연사 했다. 그가 사망하기 며칠 전 한 일간지는 그가 며칠 동안 밤늦게까지 관내 달동네 구석

구석을 누빈다는 보도를 했다. 무리한 달동네 순방으로 과로가 누적되어 돌연사한 것으로 추정된다.

연쇄 살인사건이나 대형 강력사건이 발생하여 수 주일 동안 사무실에서 기거하면서 수사지휘를 하던 경찰서장 등 수사 지휘자들이 가끔 사무실에서 돌연사했다는 기사를 접한다. 20~30대 젊은 경찰관들이 야간 근무를 하고 집에 돌아와 잠자다가 돌연사하는 경우도 가끔 발생한다. 이러한 돌연사의 원인은 적절한 휴식을 취하지 못하고 피로가 누적되어 사망에 이른 것으로 보인다.

나는 특별한 일정이 없는 날에는 점심 먹으로 바깥으로 나가는데 보통 1시간 정도 걸어가서 식사를 한다. 중간에 있는 농협과 시중 은행 두 곳에 들러 물도 마시고 잠시 쉬었다가 나온다. 20~30분 동안 걷기 등구 팔운동을 한 다음에는 반드시 잠시 휴식을 취하는 셈이다. 오후에도 점심 식사 후 식당과 근접해 있는 나지막한 K동산에 올라가 정상에 있는 8각정 정자에도 올라갔다가 동산 남쪽 아래 위치한 B문화예술회관에 들러 물도 마시고 쉬면서 TV를 10여 분 시청하다가 남쪽 맞은편에 있는 나지막한 T동산에 올라갔다가 내려오면서 그늘진 벤치(여름)나 양지바른 벤치(다른 철)에 앉아 10여 분 쉬었다가 동산 동쪽의 M은행이나 D증권에 들러 볼일도 보고 쉬기도 한다.

집으로 오는 길에도 K텔레콤 지점이나 C안경점에 들러 30분 정도 경제신문이나 스포츠신문을 훑어보고 집으로 돌아온다.

오후에 운동하는 시간은 대개 1시간 30분 안팎이지만 잠깐씩 '틈새 휴식' 시간을 서너 번 가진다.

턱걸이나 팔굽혀 운동을 하는 경우 5박자 운동으로 하는 경우는 대개 약(저)박자 · 중박자 · 강(고)박자 · 중박자 · 약(저)박자 등으로 나누어 해야 생체조직의 원리에 맞고 그 리듬에 활기를 불어 넣을 수 있다. 운동의 절정인 강(고)박자 운동 뒤의 중 · 약박자 운동은 피로도를 낮추는 기능을 아울러 수행하는 것이다.

준비운동 주(主)운동 정리운동 등 3단계 운동의 경우 정리운동으로 하는 맨손체조나 스트레칭 등은 주운동을 하면서 격렬하게 사용한 근육을 풀어주고 신경을 안정시키는 동시에 피로를 해소하거나 감소시키는 효과도 있다.

다단계 다박자 운동을 하는 경우에도 고강도 운동 전의 약박자나 중박자 운동은 근육과 신경을 절정의 고강도 운동으로 무리 없이 유도하는 것이고, 고강도 운동 다음의 중 · 약박자 운동은 긴장했던 근육과 신경이 안정되도록 하는 기능과 피로도를 낮추거나 해소하는 기능을 아울러 수행한다.

5. 적식(適食)

적절한 음식 섭취를 말한다.

흔히 건강 비결은 '소식다동(小食多動)' 이라고 한다. 나는 이 말을 '소혼식 다혼동(小混食 多混動)' 이라고 수정 보완한다. 즉 "적게 먹되 고루 먹어 혼식하고, 많이 움직이되 여러 가지 운동 특히 상하체 운동을 혼합해서 하는 것이 좋다"는 말이다. 운동의 종목과 방법에 대해서는 앞에서 비교적 자세히 설명했다.

첫째, 적당하게 소식해야 한다. 칼로리 섭취를 줄이면 수명이 연장된다는 사실이 밝혀졌다. 2004년 6월 미국 하버드대 의대 하임 코엔 박사는 "소식하면 노화된 세포가 스스로 자살하는 '세포사멸'을 억제하는 유전자의 활동이 증가하기 때문"이라고 말했다. 그는 장기간 칼로리 섭취량을 줄인 쥐들은 뇌, 간, 신장 등에서 만들어지는 시르투인(sirtuin)이라는 단백질이 크게 증가하고 시르투인은 세포사멸을 유도하는 백스(bax)단백질의 활동을 억제한다는 사실이 확인되었다고 발표했다.

과식하면 뱃살이 늘고 콜레스테롤 수치도 늘어나며 심장병도 늘어난다. 미국의 경우 매년 140여 만 명이 심장병으로 숨져 심장병은 미국인 사망 원인 1위 질환이 되었다.

한국의 경우 미국만큼 심각하지는 않으나 매년 2만여 명이 심장병으로 사망해 한국인 사망 원인 3위에 올라있다. 따라서 소식은 절대 명제다.

그러나 다이어트를 한다거나 소식이 건강에 좋다고 지나치게 적게 먹는 것(過小食)은 바람직하지 않다. 세계적 노화학자인 미국 텍사스 의과대학의 유병팔 박사는 평소의 식사량을 3분의 1 정도를 줄이되 그것을 세끼에 나누어 먹으라고 권고한 바 있다. 자라나는 청소년이나 운동선수 또는 육체노동자가 아니면 평소 섭취량의 30~40%를 줄이는 것이 좋다고 한다.

둘째, 소식하되 혼식해야 한다. 소혼식해야 균형 잡힌 영양섭취를 할 수 있고 질병에 대한 면역력을 강화할 수 있다. 혼식이란 말은 두 가지 뜻으로 사용된다. 하나는 백미와 잡곡을 섞어서 지은 주식을 먹는 것을 뜻하고, 다른 하나는 여러 가지 음식을 고루 먹는 것을 말한다. 오늘날에는 주로 둘째의 뜻으로 쓰고 있다.

한국 장수 노인들이 가장 좋아하는 음식의 하나는 비빔밥이라는 조사결과가 발표되었다. 비빔밥은 주식에 철 따른 나물 몇 가지와 김, 콩나물, 김치, 해물, 계란 등의 부식과 고추장 및 참기름이나 깨소금 등의 조미료를 넣어 고루 섞이게 잘 비벼 새로운 맛을 내는 일등 영양식이다. 주식(主食)에 잡곡이 들어가고 잘게 썬 육회와 배까지 비빔재료로 들어간다면 천하일미(天下一味)로 세계 제일의 식품 브랜드가 될 것이다.

　전통 한식은 신선한 야채나 산채, 콩자반이나 두부 등 콩 식품, 김·다시마·파래 등 해조물, 고등어나 갈치 등 생선, 야채가 들어간 계란 부침 및 미역국이나 된장찌개에다 발효 김치 등으로 차려진 다채로운 혼식 밥상으로 비빔밥과 아울러 세계에 자랑할 수 있는 담백한 건강 식단이다.

　특히 김치는 최근 배추김치를 발효시키는 유산균의 유전체를 분석한 결과 놀라운 사실이 발견되었다. 김치 미생물 유전체에서 여러 가지 병원균을 예방 또는 치료할 수 있는 물질의 생산이 가능한 유전자 균을 발견한 것이다.

　김치 유산균을 따로 키워 병원성 균에 적용한 결과 강한 항생 효과가 확인되었다. 김치의 이러한 특성이 사스나 조류인플루엔자(AL)에 효과가 있다는 연구 결과가 속속 나오고 있다.

　김치는 세계 최고의 건강식품의 하나라는 인식이 세계적으로 확산되고 있다. 김치의 어떤 성분이 건강에 이로울까. 배추와 무 등 주원료와 마늘·고추·새우·배 등 양념도 중요하지만 미생물에 의한 발효 산물인 유기산 비타민을 포함한 '생리활성 물질' 등이 핵심 성분이다.

　김치는 주로 마시는 발효유를 만드는 유산균종에 의해 발효된다. 김치 유산균을 발효하면 원료내의 잡균을 죽여 김치를 안전한 식품으로 만든다. 실험 결과 김치가 충분히 발효하면 기생충도 죽는다고 한다.

　1g의 김치에는 8억 마리 이상의 유산균이 있는 것으로 밝혀졌다. 밥을 먹을 때 한 쪽의 김치만 먹어도 최소한 40억 마리 이상의 유산균을 먹는 셈이다. 김치 유산균은 사람의 대장내에서 정상적인 미생물의 분포를 유지시켜 병원균이 발붙일 수 없게 한다.

　장내에 있는 유해 발암 물질이나 콜레스테롤을 유산균이 흡수해 대변과 함께 배출시키기 때문에 성인병을 예방한다. 유럽이나 일본 등지에서 야채를 단지 초에 절여 먹는 것과 비교하면 김치를 미생물로 발효한 조상의 지혜는 오늘날의 BT(생명 기술)에 터전을 만들어 놓은 것이다. 김치를 담그는 한국인은 이미 모두 미생물학자이고 바이오 전문가라 할 수 있다.

　21세기는 바이오 · 정보 · 기계기술 등을 융합하는 '융합기술'의 시대이다. 융합의 요체는 다른 기술과의 결합을 통해 새로운 블루오션을 만드는데 있다. 서양에서는 햄버거나 샌드위치를 즐겨 먹는데 이 경우 빵 사이에 햄 · 야채 등을 층층이 넣어 만든다. 이것은 완전히 섞여 융합된 식품이 아니다. 우리가 즐겨 먹는 비빔밥은 밥에 온갖 재료를 섞어 융합한 새로운 맛으로 블루오션을 창출한 것이다. 한국인에게는 분명히 미래 지향적인 융합기술에 상당한 소질이 있음을 입증한 것이다.

　셋째, 하루 2ℓ의 물(8잔)을 마시는 것이 좋다. 물을 충분히 마셔야 피를 깨끗하게 하고 체내의 노폐물을 배출할 수 있다.

물은 몸의 70%를 차지하는 필수 요소다. 소화 · 흡수 · 순화 · 배설 등 모든 기능에 관여하며, 혈액과 림프를 구성한다.

물 연구로 유명한 전무식 박사에 따르면 보통 물은 5각형의 고리 모양을 하지만 온도가 내려갈수록 6각형의 고리 모양인 6각수로 바뀐다. 수돗물은 끓여서 식힌 다음, 냉장고에 2~3시간 냉각시킨 4도 안팎의 냉수가 가장 좋다. 좋은 물은 불순물이 제거된 물로 끓인 후 수증기를 모아 만든 증류수가 대표적이다.

물은 충분히 마시는 것이 좋지만 식사 중에는 마시지 않는 것이 좋다. 식사 중에 물을 마시면 소화를 촉진시키고 항암효과가 있는 침과 음식물에 섞여 들어오는 각종 세균을 죽이는 위산을 씻어내 버려 소화불량과 설사 등 각종 질병을 일으킬 수 있기 때문이다. 따라서 물은 주로 식사 후 2시간 지나고 식사 전 30분 사이에 많이 마시는 것이 좋다. 미국 알베르트 아인슈타인 의대 신야 히로미 교수는 매끼 식사 한 시간 전에 물 500cc를 마시라고 권고하지만 내 경험에 따르면 아침 식사 1시간 전에는 500cc 이상 마시는 것이 좋지만 오찬이나 만찬 1시간 전에는 200~300cc를 마시고, 식사 2시간 전에는 400~300cc를 마시며, 식사 30분 전에는 50~100cc를 마시는 것이 좋다.

식사 직전이나 직후에는 물을 마시지 않는 것이 좋으나 아주 조금 마시는 것은 무방하다. 식사 직전에 몹시 갈증을 느낀다면 갈증을 가실 만큼만 목을 축이고, 식사 직후에는 입가심하는 만큼만 마시는 것은 괜찮다.

식사 후 바로 산책이나 가벼운 운동을 할 때에는 조금씩 물을 마셔도 상관없다. 운동을 하면 신지대사가 촉진되어 수분의 공급이 필요하기 때문이다.

4도 안팎의 냉수가 좋지만 냉수가 비위에 거슬리면 냉수에 온수를 조금 탄 '미온수'를 마시는 것이 좋다. 소변이 마려워 30분도 견디기 어려울 만큼 물을 너무 많이 마시는 것은 바람직하지 않다.

넷째, 식사는 천천히 많이 씹어 먹어야 과식을 피할 수 있고, 비만관리에 도움이 된다. 식사하는데 10분도 안 걸리는 사람이 적지 않는데 식사를 마치는데 소요되는 시간이 20분은 넘어야 한다. 일석 이희승은 일제 때 한글학회 사건으로 교도소 생활을 하면서 한 숟갈을 백번씩 씹어 먹는 일시백저(一匙百咀) 식사 습관으로 소화불량을 예방하고 스트레스를 관리했다고 한다.

저자도 다이어트할 때 일시백저 하여 소화·흡수를 돕고 과식을 피할 수 있었다. 일본의 한 양생가(養生家)는 "한 숟갈을 200번씩 씹어 먹으면 무병장수 한다"고 역설한다.

다섯째, 술은 한 잔이라도 마시면 건강에 해롭다는 주장도 있고 하루 두서너 잔 마시면 오히려 건강에 유익하다는 주장이 대립되어 있다.

최근 금주하는 것 보다 적당한 음주가 건강에 유익하다는 연구결과가 나왔다. 호주 국립대학은 2005년 8월 적당량의 술을 마신 사람들이 금주자나 폭음자들에 비해 언변·기억력·사고 속도가 우수하다는 결론을 얻었다고 발표했다. 적당한 주량은 남성은 주 14~28잔, 여성은 주 7~14잔을 말한다. 적당량의 음주 자들은 업무수행과 건강 면에서 최상의 성적을 기록했다고 한다. 또한 적당한 음주가 심혈관 질환의 위험을 줄이고, 뇌에 대한 혈액 공급량을 증가시킨다는 사실을 확인했다.

그러나 술 한 방울도 체질상 받아들이지 않는다면 굳이 술을 마시려고 할 필요가 없으며, 한 잔의 술도 건강에 좋지 않다는 주장도 있으므로 적당량의 음주가 건강에 좋다는 주장을 단정하기는 어렵다.

저자는 될 수 있는 대로 하루 두 잔을 넘지 않도록 애쓰고, 어쩌다 3잔 이상을 마시면 그 다음 하루 이틀은 금주하여 간에 휴식 시간을 주고 있으며, 간혹 5잔 이상 폭음한 경우에는 3일 이상 금주하고 있다.

여섯째, 커피는 하루 3~4잔 마시는 것이 좋고, 콜라 등 탄산 음료수는 마시지 않는 것이 좋다. 일본 도쿄주립 암센터 연구팀이 일본인 9만 명을 조사한 결과 커피를 매일 마시는 사람은 전혀 마시지 않는 사람에 비하여 간암 발생률이 절반에도 미달했다고 한다. 커피를 마시지 않는 사람은 간암 발병이 10년간 10만 명당 542.7건이었으나 매일 마시는 사람은 그 절반도 안 되는 214.6건에 불과했다. 이 같은 효과는 커피를 습관적으로 하루 한두 잔 마셔야 나타나며, 하루 3~4잔 이상 마시면 그 효과가 더 컸다고 한다. 연구팀은 커피의 항산화제가 간암 방지작용을 하는 것으로 추정했다. 그렇다고 무턱대로 많이 마시는 것이 좋다고 할 수는 없고 오히려 다른 부작용이 나타날 수 있다.

저자는 원칙적으로 식후 일미로 하루 세 끼 식사 후 커피 한 잔씩을 마신다. 다만 점심 식사 때 육류를 많이 먹었거나 특히 피로감을 느낄 때 오후에 커피 한 잔을 더 마시는 경우도 있다. 콜라 같은 탄산수는 멀리하고 무가당 과일주스는 매일 한 잔씩 마신다.

일곱째, 생선과 계란 등이 뇌 건강에 도움이 된다. 생선 계란 등에 많이 들어 있는 오메가-3 지방산이 뇌 건강을 돕는다는 것이다. 미국 국립보건원은 최근 1만 4천 500명의 임신 여성과 자녀를 대상으로 실시한 조사 분석결과 생선과 계란이 우울증을 막고 학습능력을 향상시키는 등 뇌 건강에 유익한 효과가 나타났다고 발표했다.

여덟째, 음식에도 궁합이 있다고 한다. 뚱뚱한 사람은 흰 쌀밥 대신 현미 잡곡밥을 먹는 것이 좋고, 위염에는 양배추가 예방효과를 나타내며, 당뇨병 환자는 감자 섭취량을 하루 2개 이하로 제한하거나 고구마를 먹는 것이 좋고, 관절이 붓는 통풍환자는 등푸른 생선을 피하는 것이 좋다고 한다.

문어와 고사리는 소화가 잘 안되므로 같이 먹지 않는 것이 좋고, 오이·당근·호박·무도 섞어서 요리하면 무에 풍부한 비타민 C를 파괴한다.

식초는 냉면과 홍어회에 궁합이 잘 맞는다. 조금 데쳐 양념한 두릅과 쇠고기를 꼬챙이에 꿰어 만든 쇠고기 두릅 산적은 일품이다. 인삼과 해삼으로 만든 양삼탕도 잘 어울린다.

아홉째, 과일, 채소, 해조(김·미역·다시마·파래 등)를 고루 먹는 것이 좋다.

토마토·딸기·수박 등 붉은색을 띠는 과일에는 리코펜이나 안토시아닌이 함유돼 있고 소염작용과 항암작용을 한다.

하얀색깔의 배·복숭아·양배추·바나나 등에는 안토크산틴 성분이 들어있어 바이러스에 대한 저항력을 강화시키는 효과가 있다.

특히 사과는 주성분이 탄수화물이지만 비타민 C와 무기염류 함량이 특히 많다. 사과는 칼리, 칼슘, 나트륨 등 무기물 함량이 높은 알칼리성 식품이며, 식물 섬유소도 많다. 칼리 성분은 소금의 주성분인 나트륨을 체외로 내보내는 역할을 해서 짠 음식으로 말미암은 고혈압 등의 치료와 예방에 효과가 크다. 사과의 펜틴은 콜레스테롤을 흡착해서 체외로 배출시켜 혈압을 낮추고 동맥 내부 조직에 지방의 집적을 막는 효과가 있다. 또한 사과에 많은 비타민 C는 피부 미용에 좋을 뿐더러 암 예방, 감기 바이러스 퇴치 등에 탁월한 효과가 있다.

최근 사과가 알츠하이머성 치매나 파킨슨병 등 뇌질환을 예방하는 효과가 있다는 연구결과가 발표되었다. 미국 버몬트 주에는 "하루 사과 한 개를 먹으면 의사를 멀리한다"는 속담이 있는데 사과식초를 먹는 버몬트 요법에 의해 순환기 계통 질병 발생률이 크게 낮아졌다는 사실에 그 연유가 있다. 서양 속담에 "아침에 먹는 사과는 금이요, 낮에 먹는 사과는 은이며, 밤에 먹는 사과는 동이다." 라는 말 그대로 사과는 아침에 먹는 것이 가장 좋다.

저자는 매일 아침 밥 대신 과일, 우유, 떡, 김치, 요구르트, 건빵, 커피 등을 먹고 마시는데 제일 먼저 우유 한 잔을 조금씩 천천히 마신 다음, 사과를 깨끗이 씻어 껍질채 많이 씹어 먹는다.

과일과 채소는 제철에 나오는 것이 가장 싱싱하고 맛도 좋으며 영양가도 높다. 과일과 채소의 영양소는 각각이며 모두 다 밝혀지지는 않았으므로 여러 가지를 고루 먹어야 고른 영양섭취를 할 수 있다.

마늘은 그 주성분인 '다이알릴 다이설파이드(DAD)' 가 박테리아와 곰팡이를 죽이고 동맥경화증, 고혈압, 뇌중풍(뇌졸중) 등을 예방하는 효과가 입증되어 최근 더욱 각광을 받는 건강식품으로 높이 평가되고 있다.

양배추는 식이섬유가 풍부하고 비타민도 많이 함유하고 있으며, 당근은 카로티노이드의 보고로 베타가로틴을 함유하고 있고, 버섯은 베타글루칸이라는 신비의 성분이 들어 있어 이것들은 마늘과 함께 면역력을 높이는 대표적 건강식품이다. 콩ㆍ팥ㆍ녹두ㆍ보리ㆍ조 등 잡곡은 쌀에 섞어 잡곡밥을 지으면 흰쌀밥에 비하여 고른 영양을 섭취할 수 있다. 특히 콩은 전통 한식에 부족한 단백질이 풍부하여 밭에서 나는 고기라 불린다. 한국 장수노인들이 가장 즐기는 음식의 하나가 된장이라는 조사 보고가 나와 있다.

김ㆍ미역ㆍ다시마ㆍ파래 등 해조(海藻)는 바다의 채소로 칼슘이 풍부한 알칼리성 식품이다. 세계 최장수국인 일본인의 식탁에 반드시 오르는 식품은 김과 미소(일본 된장)다.

한국인의 밥상을 더욱 돋보이게 하는 것은 나물이다. 특히 나물은 무칠 때 참기름ㆍ깨소금ㆍ마늘ㆍ고춧가루 등 다양한 양념이 첨가되면서 샐러드 보다 뛰어난 식품이 된다. 불포화지방인 참기름은 나물의 맛을 더하고 채식에 부족한 영양분을 보충한다.

열째, 장수의 근본인 유산균을 키우고 강화하는 식품.

러시아의 유명한 과학자 일리야메치니코프는 "사람의 장(腸)에서 '좋은 발효작용' 이 일어나면 장수할 수 있고, '나쁜 발효 즉 부패' 가 일어나면 장수할 수 없다"고 했다.

유산균은 좋은 발효작용에 기여하는 유일한 세균이다. 유산균은 기질(박테리아의 먹이에 해당)을 대사(代謝)할 때 유산(젖산)을 만들어 내어 장내 환경을 청결하게(정장기능) 유지한다.

장운동의 저하로 말미암은 변비의 경우에는 유산균의 작용에 의해 장내 산도가 약산성으로 유지되면서 장운동이 촉진되며, 설사가 심한 경우에는 해로운 세균의 성장을 억제하여 이를 호전시키는 양면적 기능을 한다. 특히 대장암의 발생은 해로운 세균의 과성장으로 말미암아 나타나는 부산물들과 연관이 있으므로 "유해세균을 억제하는 유산균 이야말로 장수의 근본이 된다"고 말 할 수 있다.

이렇게 유익한 유산균은 어머니 젖을 떼기 시작하는 시기부터 급격히 감소하여 성인이 되면 영아기의 1백분의 1 혹은 1천분의 1 정도 밖에 되지 않는다.

우리의 장에서 유산균을 우세하게 만들려면 유산균에게 먹이를 주거나, 유산균 자체를 강화해야 한다. 유산균이 가장 좋아하는 먹이는 우유에 들어있는 유당인데 우유를 마실 때 설사, 방귀, 복통 등이 발생하는 사람은 아주 작은 양의 우유를 매일 꾸준히 마시면서 조금씩 그 양을 늘려 가면 대개 2백ml 까지는 별 불편 없이 마실 수 있다. 유산균의 먹이로 좋은 것은 올리고당이라고 하는 다당류가 있다.

유산균의 증식을 방해하는 것들로는 흡연, 과음, 항생제 남용, 육식을 지나치게 즐기는 것 등이다.

열한째는 면역력을 높이는 식사원칙을 살펴본다.

① 기본은 균형식사

영양의 균형이 면역력을 좌우하므로 여러 가지 식품을 고루 먹는 것이 가장 중요하다.

② 정제되지 않는 곡물 먹기

현미와 배아쌀은 최상의 영양원의 하나다. 특히 현미는 우리 몸에 필요한 영양소가 많이 포함되어 있다.

③ 신선한 야채와 과일 먹기

토마토, 당근, 시금치, 버섯, 마늘, 사과, 감, 살구, 복숭아 등을 많이 먹는 것이 좋다.

④ 지방질 섭취 줄이기

지방질 특히 동물성 지방의 과다 섭취는 면역력을 현저히 저하시키는 주범이다.

⑤ 섬유질 섭취 하기

섬유질은 장내 세균을 조절하고 신진대사에서 발생한 독성 이온 등을 흡착해서 몸 밖으로 배출시키는 효능이 있다.

⑥ 콩 제품 많이 먹기

콩은 단백질이 풍부하므로 두부·콩자반·된장 등으로 많이 섭취하는 것이 좋다.

⑦ 천천히 많이 씹기

천천히 많이 씹어 먹어야 과식을 피할 수 있고, 소화흡수가 잘 되어 면역력 증강에 크게 기여한다.

⑧ 매운 음식 먹기

종래 매운 음식을 많이 먹으면 위염이나 위암 또는 위궤양에 걸린다는 주장이 상당히 퍼졌으나 사실은 그렇지 않다. 오히려 매운 맛의 원인인 고추의 '캅사이신'은 염증을 가라앉히고, 마늘의 '알리신'은 살균작용을 하므로 최근 매운 음식이 건강에 좋다는 연구결과가 쏟아지고 있다. 통각(痛覺)세포에서 매운 맛을 감지하면 뇌에서는 통증을 없애기 위한 반작용으로 '엔돌핀'을 분비하여 스트레스를 해소한다. 특히 마늘은 그 주성분인 DAD가 동맥경화증, 고혈압, 뇌졸중 등을 예방한다는 것이 입증되었다. 또한 마늘이 유방암의 증식을 억제한다는 동물 실험결과가 발표되었다. 마늘을 많이 먹으면 위암과 결장암의 위험이 크게 줄어드는 것으로 나타났다.

열두째, 가끔 고기 먹기.

한때 재미 의사인 L박사가 "고기를 먹지 말고 채식만 하라"고 주장했으나 최근 통계청이 발표한 한국 최고령 남(1) 녀(2), 비공인 1(여) 등 4인은 모두 고기를 즐기고 있다.

원칙적으로 잡곡밥에다 채소 과일을 많이 먹는 것이 좋으나 근육형성과 면역력 강화에 필요한 양질의 단백질을 얻기 위하여 기름기가 적고 열량이 낮은 살코기를 1주일에 2~3회 먹는 것이 오히려 건강에 유익함이 한국 최고령 남녀 4인이 입증하고 있다.

2006년 6월 통계청이 발표한 최고령 남성인 대구의 석판수 옹(1898. 3. 28~2007. 1. 1)은 거의 매일 소불고기와 개고음(개고기에 생강을 넣어 고은 것)을 즐겼으며, 출생신고 (1896. 10. 5)가 3년 늦었으나 사실상으로는 한국 최고령자인 충남 서산의 표씨(표는 성, 이름은 씨) 할머니는 특히 돼지고기와 육회를 좋아한다고 한다.

1895년생으로 호적상 한국 최고령자인 대전의 엄옥균 할머니와 천안의 조연호 할머니는 두 분 모두 육식과 채식을 가리지 않고 즐기며, 조연호 할머니는 특히 개고기와 닭고기를 즐긴다고 한다.

6. 적심(適心)

적심은 적절한 마음가짐을 말한다. 유심론자들은 "모든 것은 오로지 마음이 만들어낸다(一切唯心造)"고 주장한다. 이는 현대 뇌과학이 "뇌가 이렇게 선택하면 이렇게 되고, 저렇게 선택하면 저렇게 된다(一切唯腦造)"는 주장과 상통한다. 따라서 뇌 시스템이 어떻게 형성되느냐에 따라 우리의 운명이 결정된다는 것이다.

세계에서 가장 오래 살고 간 잔 칼맹 할머니는 사망 10여 년 전까지 담배를 피우는 등 생활습관이 모두 좋았던 것은 아니었으나, 성격은 낙천적이었고, 과거는 아름다운 추억만 회상했으며, "어떤 일이 도저히 어찌해 볼 수 없으면 더 이상 그 일을 걱정하지 말라"는 것이 좌우명이었다.

낙천적인 성격은 천명(운명)을 즐기는 심성이므로 과거와 현재를 긍정적으로 생각하고 아름다운 추억만 간직하며, 불쾌한 일은 망각해버리므로 마음이 편안해지는 것이다. 또한 낙천적인 사람은 미래를 낙관적으로 바라보기 때문에 꿈과 희망을 품고 삶을 활기차게 한다.

반대로 모든 것을 부정적으로 보고 미래를 비관적으로만 바라보면 꿈과 희망은 사라지고 절망만 남게 되어 우울증 등에 걸려 자살이나 타살까지 할 수도 있다.

비공인 한국 최고령(1893년생) 여성인 충남 서산의 표씨는 50여 년 전에는 남편과, 18년전에는 장남과 각각 사별한 아픔도 겪었으나 늘 좋은 쪽으로만 생각한다고 한다. "살다 보면 나쁜 일도 있고, 좋은 일도 있지만 좋은 일이 더 많은 법이여." 라고 긍정적 낙천적으로 말한다고 한다.

세계 어느 나라에서나 여성의 평균 연령은 남성보다 높고, 특히 100세 이상 초고령 노인은 여성이 훨씬 많다. 특히 한국에서는 100세 이상 인구에서 여성은 남성의 11배나 된다.

지금까지의 연구결과를 종합하면 유전적 환경적 요인이 모두 여성에게 유리하다. 여성은 남성보다 면역세포도 더 많고, 여성 호르몬이 심장병 예방과 암세포 억제에 도움이 된다고 하며, 남성은 경쟁적 공격적 성향이 강해 사고나 자살로 말미암은 사망률이 높고, 전쟁에서 희생되는 자도 남성이 압도적으로 많다.

남녀 관계 연구로 유명한 엘런 피스와 바버라 피스 부부는 남성의 수명이 짧은 이유를 은퇴 후 스트레스 관리를 잘못한 때문이라고 한다. 직장을 그만둔 남성은 심한 스트레스를 받아 정신적으로 위축되고, 육체적으로 활력을 잃으면서 많은 남성이 폭음과 폭식을 하고 줄담배를 피워 신체의 저항력이 급격히 떨어지는데 반하여, 여성은 스트레스를 받으면 장을 보거나 이웃과 수다를 떨다가 한 바탕 웃어버린다. 많이 웃으면 엔돌핀이 솟아

고통을 덜어주고 면역체계를 강화한다. 더욱이 여성은 꼬부랑 할머니가 되어도 집안 일을 하며 부지런히 움직이기 때문에 남성에 비하여 더욱 건강하다는 것이다.

사람은 고등동물이다. 동물이기 때문에 움직여야 하되, 적절히 움직여야 한다. '적절한 움직임'은 '다단계·다박자 운동법'에 따른 활동이나 운동이다. 다만 사무원은 물론 농부나 공장노동자들의 일상생활은 다단계·다박자 운동법을 적용하기에는 적합하지 않다. 따라서 아침에 출근하기 전이든, 퇴근 후든 최소한 매일 20~30분이라도 '운동하는 시간'을 배정해야 한다. 점심시간은 보통 한 시간이므로 20~30분은 운동할 짬을 낼 수 있다. 10~20분 걸어가서 식사를 하든, 직장의 구내식당에서 식사를 하든, 도시락을 싸가지고 가서 직장 안에서 먹든, '식사하는 시간'을 20분 정도로 잡는다면 30분 이상의 운동할 시간이 나오는 것이다.

건강지식을 바로 알고(正知) 올바른 방법으로 운동(正動)한다면 건강하고 활기찬 삶을 누릴 수 있고 당연히 장수할 수 있다. 바로 알고 바로 행하도록 하는 것은 올바른 마음(正心) 즉 '올바른 뇌의 선택'이다. 평생학습과 몸소 실천으로 터득한 '올바른 건강지식'과 '적절한 마음가짐'은 칼맹이나 표씨처럼 과거와 현실을 긍정적으로 생각하고 미래를 낙관적으로 바라볼 수 있는 것이다.

감사하는 마음과 봉사하는 삶이 건강수명을 늘린다. '건강수명'이란 단지 얼마나 오래 살았느냐가 아니라 "실제로 활동하며 건강하게 산 기간"을 말한다. 2005년 기준 우리나라는 평균수명(79세)과 건강수명(65세) 간에는 그 간격이 14년이나 된다. 일본은 그 간격이 8년 밖에 안 되고 중국도 우리보다 4년이나 짧은 10년이다.

감사하는 마음은 자연과 인간에 대한 긍정적인 생각을 품게 하고 자기만족을 가져와 자신의 건강증진은 물론 가족과 사회에 훈훈한 바람을 불게 하여 건강사회 건설에 크게 기여한다.

가족에 감사하고 이웃에 감사하며 친지에 감사하고 나라에 감사하면 건강나이가 길어진다.

봉사하면 기쁨과 보람을 느끼게 하고 면역력을 향상시켜 건강한 수명을 연장한다는 연구결과가 나왔다. 봉사를 직접 하는 것은 물론 봉사하는 모습을 보거나 듣기만 해도 면역력이 높아지는 것을 '테레사 효과'라고 한다. 미국 하버드 의대에서 학생들에게 헌신적으로 봉사하는 테레사 수녀의 전기를 읽게 한 뒤 생체분석을 한 결과 면역력이 크게 강화된 것을 밝혀냈다.

베푸는 마음과 생활은 보람과 긍지를 느끼게 하고 삶에 활력을 불어넣어 건강수명을 늘리는 효과를 나타낸다.

베푼다는 것은 보통 돈이나 물품등 유형의 물질은 주는 것을 뜻하는 말이지만 지식이나 지혜가 있는 사람은 물질 이상의 가

치가 있는 정신적인 것을 베풀 수 있고, 물질도 없고 지식이나 지혜 같은 정신적 자산도 없는 사람은 무엇을 베풀 것인가. 남의 결점은 덮어주고 장점을 찾아서 칭찬해 줄 수도 있고, 건강관리를 잘해서 건강한 얼굴로 사람들을 대하기만 해도 건강한 얼굴로 베푸는 건안시(健顔施)가 되고, 미소 띤 얼굴로 사람들을 바라보기만 해도 평화와 행복을 베푸는 화안시(和顔施)가 된다.

일상적인 활동도 건강을 증진하는 운동이라고 확신하면 건강효과가 나타난다고 한다. 가짜 약을 투여해도 환자가 진짜 약이라고 믿으면 실제로 효과를 얻을 수 있다는 '위약효과'와 마찬가지로 일상적 활동도 마음속으로 운동이라고 생각하면 실제로 살이 빠지고 혈압이 떨어지는 효과가 나타난다고 한다.

미국 하버드 대학의 심리학자 엘렌, 랑거 등 연구팀은 4개 호텔에서 일하는 44명(A집단)에게 "당신들이 늘 하는 일이 건강을 위해 매일 30분씩 운동하는 것과 맞먹는다"고 알려 주었다. 침대 시트를 갈거나 진공청소기를 돌리고, 화장실을 청소하는 일을 15분씩 하면 각각 40·50·60kcal을 소모하게 된다.

반면 다른 호텔에서 일하는 40명(B집단)에게는 아무런 정보도 주지 않았다. 4주 뒤 두 집단을 비교해 보니 자신이 하는 일이 운동이라고 인식하게 된 A집단의 여성들은 평균 0.9kg의 체중이 빠지고, 체지방이 줄었으며, 혈압도 10%나 떨어졌다. 그러나 아무런 정보를 받지 못한 B집단에서는 의미 있는 변화가 없었다고 한다.

랑거는 "운동효과나 건강이 마음가짐에 상당한 영향을 받는 것은 분명하다"고 하면서도 "어느 정도 활동을 하면서 그 효과를 믿어야지 도움이 되지, 아무것 안 하면서 '운동하고 있다' 고 자기최면을 걸어 보았자 아무런 효과가 없을 것"이라고 말했다.

두 달에 16kg 뺀
다이어트 체험

두 달에 16kg 뺀 다이어트 체험

나는 1933년 경북 성주의 농촌에서 태어나 고향에서 초, 중, 고교를 졸업하고 중학교 과정인 고등공민학교에서 3년 동안 교편을 잡은 다음, 1955년 서울대학교에 입학하여 1959년 졸업하기 직전에 대기업인 동방생명(현, 삼성생명)에 입사했다. 그러나 적성이 맞지 않아 6개월 뒤 그만두고, 고교 교사, 공무원, 출판사 간부 등을 거쳐 서울대학교 강사생활을 하다가 1982년 2월 대구대학교 교수로 부임하기 위해 대구로 내려오기 전까지 27년 동안 서울에서 살았다. 서울에서의 학창생활이나 직장생활은 연구가 주된 업무인 대학교수에 비하면 상대적으로 활동적이었기 때문에 비교적 날씬한 몸매를 지니고 있었다. 키 173cm에 체중이 66kg 안팎이었으니 정적체중(키-100×0.9)에 매우 근접한 체형이었다.

우리 나이로 50세에 대학 전임이 되었으니 강의 준비와 학문 연구에 전념할 수밖에 없었다. 더구나 부임한지 몇 달 뒤 당시로서는 상당히 거액인 교육부 지원 연구비를 받았으니 더욱 열심히 연구 프로젝트를 진행하지 않을 수 없었다.

학교에서는 주로 연구실에서, 집에서는 서재에서 강의 준비에다 연구 논문에 관한 자료의 수집과 분석 및 논문 작성에 몰두하다 보니 운동할 시간을 내기 어려웠다. 그래서 운동을 거의 하지 못하고 강의와 연구에만 집중하기를 3년, 어느새 날씬한 허리(85cm)는 배불뚝이(95cm)가 되었고, 체중이 15kg이나 불어(81kg) 과체중(적정체중의 10% 이상 20% 미만)을 넘어 비만(적정체중의 20% 이상)의 범주에 들어가 버렸다.

그 때 나는 만성 소화불량으로 매끼 식사 후에는 소화제를 복용하지 않으면 안 되었고, 몸만 둔한 것이 아니라 정신도 흐리멍덩해지는 것 같았다. 허리사이즈가 크게 늘어 입던 옷을 입을 수 없어 새로 옷을 마련해야 했다.

이래서는 안 되겠다는 판단을 하고, 대구를 내려온 지 3년 4개월이 지난 1985년 7월 여름 방학이 시작되는 것을 계기로 방학이 끝나는 8월 말까지 두 달 동안 본격적인 '다이어트'에 들어가기로 했다.

다이어트(diet)란 원래 "치료 또는 체중조절을 위한 '규정식'이나 '식이요법(食餌療法)'"을 뜻하는 말이었으나 오늘날에는 주로 '체중 감량' 즉 '살빼기'라는 뜻으로 사용되고 있으며 여기에서도 주로 후자의 뜻으로 쓴다. 보다 정확하게 말하면 ˝허리가 잘록한 건강한 '몸짱' 만들기˝란 뜻으로 쓴다.

체중감량만이 목적이라면 소식 즉 열량 섭취만 대폭 줄이면 가능하다. 그러나 '건강한 몸짱 만들기'가 목적이라면 소극적으로 열량 섭취하는 것을 대폭 감축하는 것보다는 적극적으로 '적절한 운동' 등을 하는 것이 더욱 효과적이다. 지나친 소식은 건강을 해치기 쉽기 때문에 '건강한 몸짱'이 될 수는 없다. 그래서 나는 식이요법이 아니라 '운동요법'을 주요 수단으로 택했다.

나는 그때 대구의 앞산(비슬산, 해발 1084m)을 바라보는 언덕 위의 J맨션 1층에 살고 있었다. 7, 8월은 무더운 여름철이어서 아침과 낮에는 아파트 주위의 그늘을 따라 20~30분 정도 산책이나 하고 밤에 충분한 운동을 하기로 했다.

살 빼는 운동은 아침이나 낮보다 밤에 하는 것이 더욱 효과적이다. 아침이나 낮에 열심히 운동을 해도 점심이나 저녁을 듬뿍 먹고 책을 보거나 TV를 시청하다가 잠자리에 들면 비만 퇴치는 기대할 수 없다. 왜냐하면 살은 주로 밤에 찌기 때문이다. 아침과 낮에만 운동하고 밤에 운동을 안 하는 사람은 저녁을 굶는 것이 가장 좋고, 차선으로는 저녁 식사량을 보통 때의 2분의 1 이하로 줄여야 빠른 다이어트 효과를 기대할 수 있다.

나는 음식 섭취량은 보통 때와 거의 같게 하되, '한 숟갈을 백

번씩 씹기(一匙百咀)’로 하였다. 일시백저 식사법은 일석 이희승 선생의 글을 읽고 본받은 것이다. 일석은 일제 때 한글학회 사건으로 교도소생활을 하면서 일시백저와 맨손체조로 건강을 유지할 수 있었다고 했다.

나의 밤 운동은 저녁을 먹고 반바지와 남방 차림으로 운동화를 신고 물 한 병, 수건 한 장을 들고 앞산 중턱의 간이(簡易)운동장으로 올라가 물을 마시고 휴식을 취하면서 맨손체조와 철봉이나 평행봉 운동을 하고 오는 것이었다. 식후라서 천천히 올라가면 한 시간 조금 더 걸리는 거리였다.

운동장에서는 상의 겉옷을 벗어놓고 물을 마신 다음, 준비 운동으로 맨손체조를 5~6분 하고, 주(主)운동으로 철봉이나 평행봉 운동을 하루씩 번갈아 가면서 했다. 앉거나 천천히 걸어가면서 쉬거나 운동 강도를 낮추었다가 높이는 방법으로 몸의 컨디션을 조절했다. 물을 마시고 쉬어가면서 주운동을 마치고 정리운동으로 다시 맨손체조를 하고 나면 30분 정도 걸렸다.

집으로 돌아오는 길은 내리막길이 많아 한 시간 조금 덜 걸렸다. 집에 도착하면 대략 2시간 30분 가량 소요되었다.

일시백저 하는 데에는 약간의 요령이 필요했다. 입에 밥을 조금 떠 넣으면 10회도 씹기 전에 목구멍으로 다 넘어가기 쉬우므로 한 숟갈 가득히 떠 넣거나 조금씩 두서너 번 한잎 가득히 떠 넣어 씹으면 일부는 목구멍으로 넘어가도 나머지를 100번씩 씹을 수 있었다. 밥숟갈은 밥을 떠 넣고 난 다음에 상위에 놓아두고 씹어야 오래 씹는데 도움이 된다.

일시백저가 습관이 되고 한 달 남짓 지나니 섭취한 음식의 소화흡수가 잘되어 안색이 맑고 윤기가 나서 건강색으로 바뀌었으며, 신진대사도 잘 되어 건강생태가 전반적으로 크게 호전되었다.

밤 운동 외에 다이어트에 도움이 된 것은 매주 수요일에 사우나 한 것과 일요일 마다 앞산 정상까지 등반하는 것이었다.

원칙적으로 수요일을 사우나 하는 날로 정한 것은 1974년 서울대학교 강사를 나가던 때부터 시작해서 오늘날까지 지속되고 있다. 대학 강사 때나 전임 교수 때나 수요일에는 강의시간을 넣지 말도록 요청해 놓았기 때문이다. 전임시절에도 월·화·목·금 4일만 출근해서 강의도 하고 연구실에서 학생지도와 상담을 했다. 주 4일 근무는 교수들의 관행이기도 하고 당국의 요구이기도 하다.

수요일은 주중 한가운데 날로 토요일이나 일요일에 비하면 사우나탕의 손님이 적어 홀바닥이나 냉탕에서 운동하기에 여유 공간이 있어서 좋고, 쉴 때 홀바닥이나 긴 침대의자에 누워 쉬기에도 여유가 있어 좋았다.

나는 집에서 가까운 목욕탕을 두고 한 30분 걸어가야 닿을 수 있는 사우나탕으로 갔다. 그 곳은 요금이 조금 비싸지만 탕 안의 홀이 넓고 각종 탕이 6개나 있고 특히 냉탕 두 곳 중 한 곳은 한 쪽이 긴 장방형으로 길이가 약 30m 쯤 되어 작은 수영장으로 활용할 수 있었다. 집에서 매일 반신욕과 샤워를 하므로 사우나탕에 때를 밀기 위해 가는 것은 아니고, 운동 특히 팔굽혀펴기와 수영 등을 하고 기분 전환을 하기 위해 가는 것이다. 무더운 여름철에 실내는 물론 바깥에서 운동을 하면 땀이 너무 많이 흘러 큰 고통인데, 사우나탕에서는 땀이 나도 냉탕이 있고 몇 군데에서 폭포수가 떨어져 즐겁기만 했다.

사우나탕에 가면 탈의실에서 제일 먼저 체중을 달아 본다. 적정체중의 5%만 초과해도 몸이 무겁고 컨디션이 나빠 몸이 찌뿌듯하고 무기력감을 느낀다. 평소 체중관리에 신경을 쓰므로 적정체중 안팎을 맴돌고 있어 5%나 초과하는 경우는 매우 드물다.

자세한 것은 제7장 건강목욕법과 반신욕에서 다루고 여기서는 주(主)운동인 팔굽펴만 다룬다. 사우나탕에서 하는 운동 중 가장 힘든 운동이 팔굽펴이다. 턱이 바닥에 닿을 만큼의 고강도 팔굽펴는 산중턱에서의 턱걸이에 버금가는 힘든 운동이다. 그래서 여러 단계와 여러 박자로 나누어 팔굽펴를 한다.

제1단계는 배꼽 높이의 냉탕 가장자리에 두 손을 어깨너비로 벌려 짚고 팔굽펴를 80회 하되, 처음 20회는 팔을 조금만 굽혔다 펴는 저(低)강도의 '반 팔굽펴'를 하고, 다음 20회는 팔을 깊이 굽혔다 펴는 중강도의 '온 팔굽펴'를 하며, 그 다음 20회는 다시 처음과 같은 '반 팔굽펴'를 하고, 또 그 다음 10회는 '온 팔굽 펴'를 한 다음, 끝 10회는 다시 '반 팔굽펴'로 끝낸다.

제2단계 팔굽펴는 냉탕에서 1차 수영을 마치고 홀로 나와 무릎 높이의 냉탕 입구 계단을 두 손으로 짚고 80회를 하되, 처음 20회는 저강도의 '반 팔굽펴'를 하고, 다음 20회는 중강도의 '온 팔굽펴'를 하며, 그 다음 20회는 저강도의 '반 팔굽펴'를 한 다음, 또 그 다음 10회는 중강도의 '온 팔굽펴'를 하고 끝 10회 는 저강도의 '반 팔굽펴'를 한다.

제3단계 팔굽펴는 냉탕에서 2차 수영을 마치고 홀로 나와 무릎 높이의 계단에 두 다리를 올려놓고 바닥에 누워 아주 천천히 심호흡을 30회 한 다음 일어나 맨손체조를 5~6분 동안 해서 몸을 유연하게 풀어준다. 물을 조금 마시고 와서 두 손을 앞으로 들어 손목 스트레칭을 30회 하되 처음 10회는 부드럽게 천천히 하고, 중간 10회는 힘차고 빠르게 하며, 끝 10회는 처음과 같이 부드럽고 천천히 하여 손목부상을 예방한다. 홀바닥에 두 손을 짚고 팔굽펴를 140회 하되, 처음 20회는 중강도의 '반 팔굽펴' 를 하고, 다음 20회는 턱이 바닥에 닿을 만큼 최고 강도의 '온 팔굽펴'를 한다. 끝 100회는 중강도의 '반 팔굽펴'를 한다. 끝 팔굽펴를 100회나 하는 것은 허리와 배의 근육을 단련하고 힘들 었던 최고 강도의 '온 팔굽펴'를 하면서 경직된 근육을 이완시키는데 나에게는 그 정도의 많은 회수의 팔굽펴가 필요하다고 보았기 때문이다. 따라서 자신의 체력이나 컨디션을 고려해서 끝 팔굽펴를 저강도로 낮추고, 회수도 20회 이하로 제한하는 것은 무방하다. 또한 턱이 바닥에 닿을 만큼의 최고 강도의 팔굽펴를 자신의 체력에 맞게 5회나 10, 15회만 할 수도 있다.

제4단계의 팔굽펴는 냉탕에서 3차 수영을 하고 홀로 나와 제2단계에서와 같은 방법으로 중강도의 5박자(저·중·고·중·저) 팔굽펴를 한다.

제5단계의 팔굽펴는 이벤트탕(요일마다 솔잎탕·녹차탕·쑥탕 등으로 탕명이 바뀜)에서 나와 제1단계에서와 같은 방법으로 저강도의 5박자 팔굽펴를 한다.

팔굽펴는 결국 5단계·23박자 운동법을 적용하여 저·중·고·중·저 등 다단계·다박자 운동을 하여 운동 강도를 서서히 점점 높였다가(점증법) 서서히 점점 낮춰(점감법) 상체를 중심으로 한 생체조직이 고강도의 운동에도 큰 무리 없이 적응하도록 한 것이다.

매주 일요일에는 특별한 일정이 없으면 (특별한 일이 있으면 토요일로 앞당김) 대구의 앞산(비슬산)으로 등산을 했다. 지금은 마을 뒤쪽 태복산으로 산행을 한다.

아침 식사를 하고 조금 쉬었다 오전 10시쯤 수건 한 장, 물 한 병을 들고, 한 여름이었으므로 챙이 큰 여름 모자를 쓰고, 반바지에 반팔 남방 차림으로 운동화를 신고 나선다.

대구의 앞산은 사람들이 많이 다니는 길로 오르기 때문에 반바지를 입고 오르더라도 나무와 바위 등에 다칠 염려는 거의 없다. 지금 다니고 있는 태복산은 하산 때에는 코스에 따라 길이 좁고 다듬어지지 않아 뒤로 넘어져 엉덩방아를 찍은 적이 두어 번 있으나 그곳 비슬산은 산길이 비교적 넓게 잘 다듬어져서 한 번도 넘어진 적이 없었다.

매일 밤 앞산 중턱까지 올라가 30여 분 운동하고 내려오는 것은 다이어트에 매우 효과적인 운동이었지만 1주일에 한 번쯤은 더욱 힘든 등산을 해서 운동의 클라이맥스(절정)를 겪는 것이 더욱 효과적인 방법일 수 있다.

정상에 오르기 전에 중턱(해발 300m 정도)에서 5분 남짓 쉬고, 케이블카 정거장이 있는 위턱에서 5~6분 쉰 다음, 그 곳 매점에서 캔맥주 하나와 간단한 안주를 사가지고 정상에 올라가면 1시간 30분 정도 걸린다.

정상 부근의 그늘에서 천천히 맥주를 마시면서 20여 분 쉬었다 내려와 집으로 돌아가면 1시간 조금 더 걸린다. 휴식시간 까지 포함하면 대략 3시간 쯤 걸린다. 샤워를 하고 조금 늦은 점심을 천천히 맛있게 먹는다.

이와 같이 7, 8월 두 달 동안 매일 밤 앞산 중턱에 올라가 철봉이나 평행에 매달려 운동하고, 주중에 사우나탕에서 수영과 팔굽펴 등을 다단계·다박자 운동법으로 행하고, 일요일에는 1천 미터가 넘는 비슬산에 올라갔다가 내려오는 등 다이어트에 열 중했더니 놀랍게도 체중은 81kg에서 16kg이나 줄어 서울에서 대구를 내려올 때의 66kg보다 1kg이 더 줄고, 상·하체와 등· 배의 근육이 보기 좋게 고루 발달하여 "더욱 날씬한 몸짱"이 되 었고, 한 숟갈을 백 번씩 씹는 일시백저 식사법을 습관화했더니 소화흡수와 신진대사가 잘 되어 얼굴이 훤하고 윤기가 흘러 '건 안형(健顔型) 얼짱' 까지 되었으니 ①적정체중을 회복하고 ②날 씬한 '몸짱' 이 되었으며 ③건강미 넘치는 '얼짱' 까지 되었으니 일거삼득(一擧三得)한 셈이다.

그래서 나는 누구에게나 바람직한 다이어트에 성공하려면 과 음·과식·간식을 하지 말고, 밤에 운동을 열심히 하면 백발백 중 성공한다고 자신 있게 말한다. 다만, 운동하기 싫은 사람은 저녁 식사를 굶거나 평소 식사의 반 이하로 줄이면 체중감량에 는 어느 정도 성공할 수 있겠지만 그렇게 해서는 건강미 넘치는 '건짱', 건안형 '얼짱', 균형 잡힌 '몸짱' 은 될 수 없으므로 바 람직한 방법은 아니다.

비가 조금 오는 날에는 우산을 들고 평소와 같이 운동하고, 많 이 내리는 날에는 바깥운동 대신으로 아파트 꼭대기(12층)까지 올라갔다가 내려오기를 최소한 하루 3회(아침에 한 번, 오전에 한 번, 오후나 밤에 한 번) 하고, 이와 같은 바로 위를 올라가는 직상등구(直上跿丘) 전후에 각각 5~6분 동안 맨손체조를 하고, 4층까지는 한 계단씩 올라가는 중강도의 등구를 하고, 5~8층까지는 두 계단씩 올라가거나 5층은 두 계단씩 올라가고 6층은 한 계단씩 올라가며, 7층은 다시 두 계단씩 올라가고, 8층은 한 계단식 빨리 올라가며, 9~12층은 한 계단씩 올라가되 등구강도를 좀 낮춘다.

10층 이상의 '직상등구' 의 운동효과는 평지를 걷는 평보의 5배 이상으로 추정된다.

하루의
건강생활

하루의 건강생활

많은 사람들이 '무병장수' 하는 것을 바라고 있으나 뚜렷한 병이 없더라도 생기 없이 무기력하게 장수한다면 무슨 의미가 있겠는가. 건강하고 활기차게 보람 있는 일을 하면서 장수하는 것이 가장 바람직하다.

100세 이상을 건강하게 사는 것도 하루하루를 건강하게 산 결과라 할 수 있다. 따라서 하루의 건강하고 보람찬 삶이 무엇보다 중요하다.

나는 보통 밤 11시 30분쯤 잠자리에 들어 5시 30분 휴대폰의 신호음(wake up call)에 따라 일어난다. 잠이 깨면 두 팔을 머리 위로 들어올려 8~10회 몸을 좌우로 비틀면서 기지개를 크게 킨 다음, 천천히 일어난다.

화장실에 다녀와 냉수를 큰 잔에 가득 부어놓고 조금씩 천천히 마시면서 이 일, 저 일을 한다. 우선 발코니로 가서 창문을 열어놓고 침실로 들어가 이부자리를 정돈한다. 집에 애들(1남 2녀)이 쓰던 침대가 놓여있는 방이 세 개나 있으나 우리 부부의 침실은 방바닥에 두꺼운 요를 깔아 놓고 얇은 이불을 겨울에는 석 장, 봄가을에는 두 장, 여름에는 한 장을 덮는다.

베개는 손님 접대용인 여덟 개를 요 양 옆에 4개씩 내려놓고 아침에 올려놓는다. 그 이유는 오로지 허리운동을 하기 위함이다. 베개를 내려놓았다가 올려놓는 순서는 가벼운 것(경)에서 무거운 것(중)으로, 다시 가벼운 것(경)으로 다박자 운동법에 따른다. 축구에서 허리가 중요하듯이 사람도 허리가 중요하기 때문에 아침 저녁으로 침구를 내렸다 올리는 동작을 되풀이함으로써 자연적 일상적으로 허리운동을 하는 것이다.

이부자리를 정돈한 다음에는 요 위에 반듯이 누워 '안 턱거리' 동작을 15회 한다. 안 턱거리란 "턱걸이 할 때 두 손을 안쪽으로 해서 철봉을 잡고 몸을 당겨 올리는 턱거리 자세를 말한다. 처음 5회는 중강도로 두 팔을 목 앞으로 끌어당기고, 중간 5회는 고강도로 끌어당기며, 끝 5회는 중강도로 끌어당겨 3박자 운동법을 적용한다.

응접실로 나와 TV를 시청하면서 조간신문을 훑어본다. 바깥 운동하러 나가기 전에 맨손체조를 2~3분 한 다음, '앉았다 일어서기'를 15회 하고, '의자를 잡고 뒤로 팔굽혔다펴기'를 15회 한다.

다시 온몸 맨손체조를 한 번 하면 6분 가까이 걸린다. ‘온몸 맨손체조’란 “심장에서 가장 먼 팔다리운동부터 시작해서 목운동, 가슴운동, 옆구리운동, 등배운동, 몸통운동, 제자리 뛰기, 다시 팔다리운동, 끝으로 숨쉬기 등 온몸을 차례차례 움직여 근육과 신경의 유연성을 높여 강도가 높은 운동이나 노동 및 충격에 큰 무리 없이 대응하도록 하는 강도가 낮은 유연성 운동”이다.

앉았다 일어서기 동작은 허벅지와 엉덩이 근육을 보기 좋게 발달시킨다. ‘뒤로 팔굽펴’동작은 “허리와 다리를 곧게 편 채 두 손으로 의자를 뒤로 잡고 팔을 구부렸다 폈다 하는 운동”이다. 뒤로 팔굽펴운동은 팔과 가슴의 근육을 발달시킨다.

6시 15분 안팎에 바깥으로 나가 30분 가량 운동하고 들어온다. 아침의 바깥운동으로 걷기, 등구, 달리기, 턱걸이, 팔굽펴 등 다양한 종목의 운동을 여러 단계로 나누고 각 단계마다 여러 박자의 강도로 운동하는 ‘다종목·다단계·다박자’ 즉 ‘3다(多)운동’을 한다. 자세한 것은 제1장에서 충분히 다루었다.

정리운동은 겨울철에는 집안으로 돌아와서 하고, 다른 철에는 바깥에서 2분 30초 가량 온몸 맨손체조로 마무리 한다.

세수할 때도 다박자 운동법에 따라 처음에는 따뜻한 물이 나오게 하여 얼굴에 세 번 끼얹으며 씻고, 다음에는 네 번, 그 다음에는 세 번, 또 그 다음에는 두 번 끼얹어 씻은 다음, 찬물이 나오게 하여 두 번 끼얹고, 끝으로 한 번 끼얹고 씻는다. 세수할 때나 샤워할 때 온수로 시작해서 냉수로 끝내면 피부가 탱탱해지고 윤기가 나서 튼튼하고 좋아진다.

세수와 세안이 끝나면 변기에 앉아 물기를 훔치기 전에 물이 묻은 손끝을 눈이 움푹 들어간 언저리를 한 일자로 대고 지그시 누르며 옆으로 벌리는 마사지를 36회 한 다음, 손끝은 위로 향하고 손바닥은 뺨을 감싸서 눈을 부드럽게 누르며 시계침 도는 방향으로 원을 그리는 마사지를 36회 하고, 반대 방향으로 36회 마사지를 한다. 수건으로 물기를 닦고 눈동자를 위아래로 굴리는 동작을 36회 한 다음, 시침 도는 방향과 그 반대 방향으로 눈 회전운동을 각각 36회씩 한다.

눈운동은 2007년 1월 한 잡지에서 전직 중등교사가 눈운동 5개월 만에 지독한 난시를 교정했다는 칼럼을 읽고 약간 수정 보완해서 그날부터 시행하고 있다.

화장실에서 나와 우유를 큰 잔에 가득 따러 응접실 테이블에 얹어놓고 천천히 조금씩 마시면서 두 손을 조금 세게 36회 비벼 열이 나게 한 다음, 두 손바닥으로 얼굴을 감싸고 위에서 아래로 36회 마사지하고, 왼손 엄지와 검지로 오른쪽 귓바퀴 아래쪽을 잡아 아래로 당기기를 36회 한다. 반대로 오른손 엄지와 검지를 왼쪽 귓바퀴 아래쪽을 잡아 아래로 당기기를 36회한다.

다음에는 왼손 엄지와 검지로 왼쪽 귓바퀴 위쪽을 잡아 위로 당기기를 36회 하고, 오른손 엄지와 검지로 오른쪽 귓바퀴 위쪽을 잡아 위로 당기기를 36회 한다.

동작 사이에 천천히 우유를 조금씩 마시면서 두 검지를 좌우 귓구멍 위쪽에 대고 지그시 3~4초 동안 눌렀다 떼기를 4~5회 한 다음, 두 엄지로 귓구멍을 3~4초 동안 막았다 떼기를 4~5회 한 다. 귀와 눈을 자극하는 이러한 동작은 청력과 시력을 오래 밝게 유지하는데 도움이 된다고 한다.

그 다음에는 두 손바닥으로 머리카락을 앞에서 뒤로 넘기는 마사지를 100회 하고, 두 손가락 끝으로 머리 위 여기저기를 가 볍게 두드리는 안마를 100회 한 다음, 빗질을 좌우로 각각 100 회씩 하면 우유 한 잔을 거의 다 마시게 된다.

아침 운동하러 바깥으로 나가기 전에 깨끗이 씻어 놓은 사과 를 껍질 채 베어 먹으면서 주로 신문을 읽고 TV는 건성으로 시 청한다.

팥과 울콩 및 밤이 섞인 찹쌀떡(망년떡)과 김치가 아침 식단 의 주식이다. 다음에는 구슬 토마토나 제철에 나는 과일과 고구 마 삶은 것을 먹고 마지막으로 요구르트와 커피를 마시는데 보 리 건빵과 보리과자인 조리퐁을 함께 조금씩 먹는다.

오전에 강의나 특별한 일정이 없으면 신문 보고 TV시청하면 서 하는 아침 식사 시간은 보통 90분 정도 걸린다. 강의나 다른 일정이 오전에 있으면 30~40분 일찍 바깥 운동하러 나가고 운동 하는 시간도 5~10분 단축하고, 식사시간도 30분 정도 줄이면 아무런 지장이 없다.

　아침 식사가 끝나고 양치질하고 나면 거의 언제나 대변을 보는데 대개 쾌변(快便)하는 편이다. 건강한 사람의 똥은 굵고 양이 많으며 색깔은 경도(硬度)가 딱딱하지도 묽지도 않고 말랑말랑하다. 구린 냄새가 심한 똥은 좋지 않다.

　속설에 "잘 먹고 잘 싸면(쾌변하면) 튼튼하다"고 하는데 상당히 근거가 있는 말이다. 똥이 가늘고 양이 적으며 변의(便意)가 너무 늦거나 색깔이 검고 너무 딱딱하거나 묽어 수분이 너무 많으면 나쁜 것이다. 그 원인은 폭음·폭식·과식이나 운동부족 또는 심한 스트레스나 지나친 걱정 등인 경우가 대부분이다.

　오전 일찍 특별한 일정이 있는 경우에는 그 전날은 과음 과식을 피하고 밤에 야외 운동을 해서 컨디션을 잘 조절해 놓아야 잠을 잘 자고 똥도 잘 누며 건강상태도 더욱 좋아진다.

　요즈음은 특별한 일정이 없는 날에는 아침에 30분, 오전에 60분, 오후에 90분, 밤에 30~60분 운동하는 것을 생활화 습관화 하고 있다. 걷기와 등구를 번갈아 하루 3시간 30분 내지 4시간 정도 운동하는 셈이다. 저녁식사를 조금 많이 먹었거나 강의 등으로 낮에 운동할 시간이 부족한 경우에는 밤 운동을 30분 정도 더 하고 있다.

　외식을 하는 경우에는 식당과 메뉴를 자주 바꾼다. 비빔밥, 찌개백반, 추어탕, 삼계탕, 보신탕, 회덮밥, 잡탕밥, 뷔페 등 여러 가지를 골라 고루 먹는 것이 균형 있는 영양을 섭취할 수 있고 식도락을 즐길 수 있다.

걷기만을 한다면 건강한 사람은 60분 정도 걷는 것은 별 무리한 운동이 아니겠지만 걷기와 등구를 번갈아 한다면 중간에 한 번쯤 잠시 쉬는 것이 오히려 적절한 운동이 될 수 있다. 왜냐하면 등구는 최소한 걷기의 1.5배 이상 최고 5배 정도의 운동효과를 나타내고 따라서 운동강도도 그 만큼 높기 때문이다.

오후에 90분 운동하는 경우에는 걷기만 하더라도 나이 든 보통사람에게는 쉬지 않고 계속하는 것은 과도하고 무리한 운동이 되므로 최소한 한두 번 쉬는 것이 좋다. 건강한 젊은 사람들은 90분 걷는데 한 번 쉬거나 쉬지 않고 계속 걸을 수 있다.

나는 사람의 내왕이 적은 한적한 길을 걸을 때에는 팔운동을 동시에 하므로 갈증이 빨리 오고 피로도도 더하다. 따라서 나는 60분 운동하는 경우에도 은행이나 농협, 증권회사에 들러 두어 번 쉬면서 물을 마시고, 90분 운동하는 경우에는 친지 점포에 들러 20~30분 쉬면서 차를 마시고 집에서 안보는 신문을 본다. 나는 30분 이상 운동하는 경우에 걷기만 하는 경우는 거의 없다. 지하 노래방에 내려갔다 올라오기도 하고, 2층 상가 화장실에 올라갔다 내려오기도 하며, 동산에 오르내리기도 해서 걷기와 등구를 번갈아 하고 경우에 따라서는 철봉에 매달려 턱걸이도 하고 공원이나 동산의 약식 운동장에서는 맨손체조 등 몇 가지 운동을 번갈아 하기도 한다.

저녁 식사는 점심을 잘 먹은 경우나 많이 먹은 경우에는 요구르트 하나와 커피 한 잔으로 때운다. 이때 보리건빵 몇 개와 식이섬유가 많다는 조리퐁을 조금 먹는다.

만찬 약속은 되도록 피하고 오찬으로 바꾸고 있으나 부득이 만찬을 바깥에서 하는 경우에 소식을 한다. 그러나 그냥 앉아 있기만 어렵고 술도 몇 잔 하다보면 안주도 먹게 되어 자연히 과식하게 되는 경우가 없지 않다. 당연히 차를 몰고 가지 않고 식사 후 대중 교통편도 바로 타지 않으며 최소한 30분 이상, 대개 한 시간 정도 걷기와 등구를 번갈아 운동한 다음에 버스나 택시를 탄다. 그렇게 하면 어느 정도 소화가 촉진되고 과음 과식의 폐해도 줄일 수 있다. 그렇게 하지 않으면 소화불량으로 잠도 제대로 못자고 자다가도 자주 깨며, 아침에 몸이 무겁고 밥맛도 없으며, 하루 종일 침울하게 보내기 쉽다.

비가 오는 날에도 운동을 안 할 수는 없다. 비가 조금 내리면 우산을 쓰고 평소와 거의 다름없는 바깥 운동을 한다. 비가 많이 쏟아지는 날에는 식사량을 조금 줄이고 실내에서 평소보다 더 많이 걸어 다니고 아파트 꼭대기(14층)까지 올라갔다 내려오는 직상등하구(直上쯞下丘)를 아침, 오전, 오후에 각각 한 번씩하고, 밤에는 아이소메트릭(정적 긴장훈련)운동과 앉았다 일어서기운동 등으로 부족한 운동량을 보충한다.

건강에는 왕성한 두뇌활동이 큰 도움이 되는 것 같다. 2000년대 중반에 비터 드러커, 밀턴 프리드만, J.F. 갈브레이드 등 미국의 세계적 경영·경제학자 3거성(巨星)이 모두 90세를 넘기고 소천(召天)했다. 시인이자 영문학자인 피천득 교수도 2007년 5월 향년 97세로 별세했다.

특히, 치매 예방을 위해서는 공부하는 좌뇌와 놀고 즐기는 우뇌의 균형 잡힌 활동이 필요하다. 그런데 나이든 보통 사람들은 놀이와 정서를 관장하는 우뇌는 지나치게 많이 사용하지만 수치와 논리를 관장하는 좌뇌는 거의 사용하지 않고 방치하는 것 같다. 드라마를 보고 노래를 듣거나 부르며 춤을 추고 운동하는 것은 주로 우뇌의 활동인데 신문 한 장, 책 한 권도 읽지 않으면 좌뇌가 녹슬어 건강에도 나쁘고 치매 걸릴 위험도 높아지므로 최소한 신문 한 부라도 보는 것이 좋다.

밤에는 책을 읽거나 글을 쓰다가 오후 10시 30분 쯤 '반신욕'을 하고 11시 30분 쯤 잠자리에 든다. 반신욕을 하면 기분이 상쾌하고 잠이 잘 온다. 자세한 것은 제7장(건강목욕법과 반신욕)에서 다룬다.

일 주일의
건강생활

일 주일의 건강생활

직장에 나가는 사람이든 자영업자든 실직자든 퇴직자든 학생이든 주부든 오늘날에는 거의 모든 사람이 주 단위로 생활하고 있다. 따라서 인간의 생체조직도 그에 따라 반응할 수밖에 없다. 그러므로 우리의 건강생활은 요일 따라 조금씩 다르게 설계하고 실천할 필요가 있다.

연중무휴로 쉬지 않고 일하는 사람이 전연 없는 것은 아니지만 대부분의 사람들은 일요일에는 일상 업무에서 벗어나 건강이나 취미를 위해서 상당한 시간을 할애할 수 있다.

나는 1955년 3월 서울대학교 입학 후 서울생활이 시작되어 졸업 후 대기업 사원, 교사, 공무원, 대학 강사 등 몇 가지 직업을 거쳐 1982년 2월 대구대학교 교수 발령을 받고 대구로 내려올 때까지 잠시 서울을 떠난 적은 있으나 거의 27년 동안 서울에서 살면서 매주 일요일에 목욕을 했으나 대구로 내려온 뒤에는 매주 일요일에 특별한 일정이 없으면 집에서 두서너 시간 걸리는 코스를 택하여 등산을 하고 있다.

대구의 앞산(비슬산, 1084m) 가까운 곳에서 10여 년 살 때는 거기에 갔다 오고, 지금 사는 곳으로 이사 온 뒤로는 마을 뒤 태복산(약 300m)에 오른다. 나무에서 피톤치드(건강에 좋은 나무 냄새)가 가장 많이 나오는 여름철에는 이열치열(以熱治熱)로 더위에 지친 몸을 추스르기 위하여 주중에 동쪽으로 조금 떨어진 함지산(약 300m)에도 오른다.

하루의 건강생활에서 운동을 할 때 실천하는 '다종목 · 다단계 · 다박자 운동법'을 1주일 단위의 건강생활에서는 주초와 주말에는 강도가 조금 낮은 저강도의 운동을 하고, 수요일이나 목요일에 중강도의 운동을 하고, 가장 힘든 턱걸이를 주(主)운동으로 하는 일요일에 최고 강도의 운동을 하는 방식으로 적절한 변화를 주고 있다. 특히 턱걸이의 경우에 그러하다.

일요일 등산객의 대부분은 산 중턱의 소운동장이나 정상의 쉼터에서 조금 쉬었다 가거나, 훌라후프를 이용한 허리운동 또는 방망이로 타이어를 후려치거나 맨손체조 등을 조금 하다가 내려 갈 뿐 턱걸이를 제대로 하는 사람은 매우 드물다.

나는 날씨에 맞는 옷을 입고, 챙이 긴 모자를 쓰고 오전 10시 조금 지나 수건 한 장, 물 한 병, 피톤치드 효과를 얻을 수 있는 나무지팡이를 들고 집을 나가 25분 정도 올라가면 사방으로 길이 열린 고개에 도착한다. 고개 오르는 길이 상당히 가파른 오르막이어서 고개에 오르면 땀이 나기 시작한다. 한 여름에는 땀이 많이 나므로 중도에 그늘진 곳에서 땀을 닦고 물을 조금 마신 다음 고개에 오른다.

고개에서 직진해 내려가면 아랫마을로 내려가는 길이고, 남쪽으로 올라가면 태복산 주봉우리와는 반대 방향이 되고, 북쪽으로 올라가면 중턱의 소운동장을 거쳐 정상으로 올라가 집으로 돌아가는 코스다.

서쪽의 내리막길과 북쪽의 오르막길 사이에 서북쪽으로 우거진 나무 사이로 완만하고 시원한 내리막 오솔길이 있는데 그 쪽으로 10여 미터 들어가 나뭇가지에 모자와 상의를 벗어 걸어놓고 네거리고개로 돌아와서 1분 30초 남짓 맨손체조(팔운동, 다리운동, 몸통운동, 심호흡)를 한다. 오솔길로 모자와 옷을 벗어 놓은 곳으로 가서 물을 서너 모금 마신 다음, 고갯길로 뒤돌아와서 북쪽으로 올라간다.

고개와 중턱 사이에 작은 봉우리가 두 개 있는데 첫 봉우리에는 평상이 놓여 있고, 윗몸일으키기를 할 수 있는 기구가 나무에 묶여 있으며, 외줄 나무토막을 앉을 수 있게 옆으로 눕혀 양쪽 나무에 묶어 놓았다. 나는 나무에 등을 기댈 수 있는 긴 나무토막에 앉아 물을 한 모금 마신 다음, 땅콩카라멜 하나를 입에 넣고 10분 정도 쉬면서 두 손으로 이마에서 뒤로 넘기는 마사지를

8회 하고, 목을 뒤로 제쳤다가 앞으로 굽히고, 좌우로 향하게 한 다음, 시계침 방향과 반대 방향으로 목을 돌리는 운동을 모두 합해서 8회 하고, 또 머리 마사지를 10회 하고 목운동을 10회 한다. 또다시 머리 마사지를 12회 하고, 머리운동을 12회 하며, 또다시 머리 마사지를 14회 하고, 머리운동을 14회를 정점으로 머리 마사지와 머리 운동을 12~8회로 점점 횟수와 강도를 줄인다. 물을 두어 모금 마시고 둘째 고개를 향해 올라간다. 거기에는 앉을 자리도 마련해 놓지 않았거니와 앉아서 쉴 만큼 멀리 떨어져 있지도 않아서 모자와 웃옷을 나뭇가지에 벗어 걸어놓고 고개에서 5~6m 서쪽 산속으로 들어가 소피(所避=오줌 누는 일)를 본 다음, 물을 두어 모금 마시고 중턱 소운동장으로 간다.

그 곳에는 철봉과 평행봉이 설치되어 있을 뿐만 아니라 훌라후프 몇 개가 나뭇가지에 걸려 있고 막대기로 타이어를 타격할 수 있도록 타이어가 나무에 묶여있고, 그 옆에는 굵직한 막대기가 놓여있으며, 높다란 나뭇가지에 굵직한 고무줄을 매어놓아 팔과 허리를 이용하여 당길 수 있도록 해놓았고, 두 나무 사이에 철봉이 설치되어 있으며, 양쪽에서 턱걸이나 팔운동을 할 수 있도록 쇠기둥을 박아 놓고 위쪽에 쇠 바퀴 4개가 있는 기구 등이 설치되어 있으며, 원래 주민들이 갖다 놓은 평상이 하나 있었는데 관할 구청에서 긴 나무 의자를 2개 고정시켜 놓았다.

나는 의자에 수건과 물병을 놓고 옷과 모자, 신발과 양말까지 벗어놓고, 지팡이는 의자에 걸쳐놓은 다음, 30분 정도 마음껏 운동을 한다. 겨울철에는 날씨가 따뜻한 날에만 양말을 벗어놓고 맨발로 걸어 다니며 운동한다.

물을 조금 마시고 곧은 소나무에 등을 부딪치면서 팔을 머리 위로 들어올렸다 내리는 동작을 20회 하고 철봉에 10초 정도 매달린다. 다음에 등부딪치기를 25회 하고, 철봉에 매달려 이마나 콧등 높이까지만 위로 끌어당기는 '이마 걸이' 또는 '코걸이' 등 '반 턱걸이'를 한 번 한 다음, 2분 30초 가량 온몸 맨손체조를 한 번하고, 앉았다 일어서기를 15~20회 하고, 다시 온몸 맨손체조를 한 번하면 6분 가량 걸린다. 물을 한 모금 마시고 다시 등부딪치기를 30회 한다.

철봉에 매달려 그날의 컨디션에 따라 '온전한 턱걸이'를 6~10회 한다. 전날 과음 과식을 했거나 잠을 설친 경우 또는 체중관리가 잘못되어 적정체중보다 5% 이상 초과한 경우에는 컨디션이 나빠져 '온 턱걸이'를 6~8회밖에 못한다. 온 턱걸이란 반 턱걸이의 대칭으로 온전한 턱걸이 즉 "턱이 철봉에 걸릴 만큼 높이 당겨 올린 완전한 턱걸이'를 말한다.

등부딪치기를 28회 하고 '온 턱걸이'를 한 번 한 다음, 등부딪치기를 25회 하고, 그냥 철봉에 10초 정도 매달린다. 등부딪치기를 22회 하고 맨손체조로 마무리 한다. 등부딪치기는 팔과 어깨 및 허리의 근육을 풀어주면서 휴식을 취하는 동작이다. 이와 같이 턱걸이를 하면서 6단계 6박자 운동법을 적용한 것이다.

몸은 무겁고 팔과 어깨의 힘이 약한 사람은 처음 얼마 동안은 철봉에 매달리기와 반 턱걸이, 매달리기의 3박자 턱걸이 운동법을 시행하고, 체중관리만 잘하면 얼마 안 지나 온 턱걸이를 할 수 있게 된다.

나는 1998년 3월 초(정년퇴임 직후) 온 턱걸이를 겨우 한 번밖에 못했다. 그래서 매년 한 번씩만 더하기로 하고 열 번하는 목표를 10개년(정확히는 9개년) 계획으로 달성코자 했다. 그런데 2006년 봄에 목표를 달성했으니 1년 앞당긴 셈이다.

일요일에 최고의 턱걸이 컨디션을 조성하기 위하여 아침 운동할 때 월요일과 토요일에는 반 턱걸이 한 번, 온 턱걸이 한 번, 반 턱걸이 한 번으로 가장 낮은 강도의 턱걸이를 하고, 화요일과 금요일에는 반 턱걸이 한 번, 온 턱걸이 두 번, 반 턱걸이 한 번으로 중강도의 턱걸이를 하였으며, 수요일과 목요일은 반 턱걸이 한 번, 온 턱걸이 세 번, 반 턱걸이 한 번 하는 고강도의 턱걸이를 하여 일요일에 최고 강도의 턱걸이를 할 수 있는 여건을 조성했다.

수요일에 하는 사우나는 제7장(건강목법과 반신욕)에서 자세히 다루므로 여기서는 몇 가지만 적는다.

첫째, 사우나탕에 가는 것은 때를 밀기 위해 가는 것이 아니고 쉬면서 운동을 하고 기분 전환을 하러 가는 것이다. 샤워를 매일 하므로 때도 별로 없고, 때를 세게 미는 것은 오히려 피부를 상하게 하기 때문이다.

둘째, 사우나탕에서의 주(主)운동은 팔굽혀펴기(팔굽펴) 이고 긴 냉탕에서의 수영은 그 다음으로 주요한 준 주운동이다.

셋째, 반신욕을 제대로 하기 위하여 사우나탕을 찾는 것이다. 집에서도 자기 전에 매일 반신욕을 하지만 여러 개의 탕이 있고, 특히 열탕과 냉탕 및 폭포수가 있는 사우나탕에서만 온전한 반신욕을 할 수 있기 때문이다.

제1단계의 팔굽펴는 반신욕 하기 전에 배꼽 높이의 냉탕 가장자리에 두 손을 짚고, 80회를 하되 처음 20회는 팔을 조금만 굽혔다 펴는 저강도의 '반 팔굽펴' 를 하고, 다음 20회는 팔을 깊이 굽혔다 펴는 중강도의 '온 팔굽펴' 를 하고, 그 다음 20회는 다시 저강도의 '반 팔굽펴' 를 하고, 또 그 다음 10회는 팔을 깊이 굽혔다 펴는 중강도의 '온 팔굽펴' 를 하고, 끝 10회는 다시 '반 팔굽펴' 를 한다.

제2단계의 팔굽펴는 80호를 하되, 반신욕을 20~30분 한 다음에 냉탕에 들어가 이쪽에서 저쪽으로 왕복하는 1차 수영을 하고 홀바닥으로 나와 무릎 높이의 냉탕 입구 계단을 두 손으로 짚고 제1단계서와 같은 5박자 팔굽펴를 운동 강도만 조금 더 높여 행하는 것이다.

제3단계 팔굽펴는 긴 냉탕에서 2차 수영을 하고 홀로 나와 두 다리를 냉탕 입구 계단 위에 올려놓고 바닥에 누워 아주 천천히 30까지 센 다음, 일어나 2분 30초 정도 온몸 맨손체조를 한 번 하고 '앉았다 일어서기'를 15~20회 한다. 다시 한번 온몸 맨손체조를 한 번 하여 온몸을 완전히 풀어 유연하게 한 다음, 물을 두어 모금 마시고 와서 홀바닥에 두 손을 짚고 140회 팔굽펴를 하되, 처음 20회는 '반 팔굽펴'를 하고, 다음 20회는 코가 바닥에 닿을 만큼 팔을 깊이 굽혔다 펴는 최고 강도의 완전한 '온 팔굽펴'를 한 다음, 그 다음 100회는 '반 팔굽펴'를 한다.

제 4단계 팔굽펴는 3차 수영을 마치고 제2단계에서의 그것과 같은 요령으로 80회를 하고, 제5단계의 팔굽펴는 제1단계에서와 같은 방식으로 함으로써 '5단계 23박자' 팔굽펴를 마친다. 팔굽펴 사이사이에 잠깐씩 홀바닥에 누워서 쉰다.

팔 근육의 힘이 약해서 온전한 팔굽펴를 할 수 없는 경우, 사우나탕에서는 제3단계의 최고 강도의 '온 팔굽펴'를 생략할 수 있고, 제2단계의 중간 강도의 '중 팔굽펴'마저 생략하고 제1단계의 저(低)강도 '반 팔굽펴'만 할 수도 있다. 집안에서는 방석을 깔아놓고 그 위에 무릎을 꿇고 팔굽펴를 하면 웬만한 사람은 할 수 있다. 그렇게 저강도의 팔굽펴를 몇 달만 하면 온전한 팔굽펴를 할 수 있게 된다.

나는 단골 사우나탕을 정할 때 집에서 거리가 좀 멀어도 긴 냉탕이 있는 것을 가장 중요시 한다. 본격적인 수영은 수영장이나 해수욕장에서 해야 하겠지만 사우나탕의 긴 냉탕에서 서너 번 왕복하는 약식 수영을 하면 상당한 운동효과를 얻을 수 있기 때문이다.

요컨대, 일주일의 건강생활에서 턱걸이를 하는 일요 산행이 최고 강도의 운동이 되므로 일요일에 최고의 컨디션을 발휘할 수 있도록 적절한 생활 즉 식생활, 주(住)생활 및 마음가짐 등을 바로 하는 것이다. 턱걸이 다음으로 힘든 운동인 팔굽펴를 하는 수요일은 사우나에서 좋은 컨디션을 발휘할 수 있도록 아침 운동할 때 하는 모래사장에서의 팔굽펴를 수요일 아침에는 생략하거나 배꼽 높이의 계단에 두 손을 잡고 하는 낮은 강도의 3박자 팔굽펴만 할 수도 있다.

일 년의
건강생활

일 년의 건강생활

운동선수들이 동계 훈련을 충실히 하면 봄철 실전 때 그 실력이 들어나 그 해의 전적을 미리 가늠해 볼 수 있듯이, 보통 사람들도 겨울철 건강관리가 어떠했는가에 따라 어떤 사람은 새봄을 맞이하면 얼굴이 훤하고 윤기가 흘러 생기가 발랄하고 활기차 보이며, 어떤 사람은 안색이 어둡고 피부는 꺼칠해 어딘가 탈이 단단히 난 것 같은 느낌을 준다.

어린이들은 겨울철에 활발하게 뛰놀고 식사 잘하며 잠 잘 자면 씩씩하고 싱싱하게 자라 "놀랄 만큼 컸다"는 인상을 주고, 노인들이 춥다고 주로 집안에서 웅크리고 앉아 TV나 시청하다가 때 되면 밥 먹고, 졸리면 자고, 기껏해야 경로당이나 친구들 모임 또는 친지 경조사에나 다녀오면 한해가 지날 때마다 기력이 크게 떨어진다.

인간의 성장기는 보통 25년으로 본다. 따라서 스물다섯을 넘기고도 건강관리를 제대로 하지 않으면 빠르게 늙어가고, 마흔이 넘으면 체력과 정신력이 다 함께 급격히 쇠퇴한다.

그래서 기온이 갑자기 떨어지는 초겨울이나 갑자기 더워지는 초봄의 환절기에 감기를 비롯한 온갖 질병에 시달리기 쉽고 '돌연사'도 가끔 일어난다. 따라서 겨울철 건강생활이 특히 중요하다.

1. 겨울철의 건강생활

나는 1993년 11월말 지금 살고 있는 곳으로 이사 온 직후 겨울철에 오후 늦게 돌아올 때, 한 길에 인접한 H맨션 뒤 넓은 마당을 통과하여 우리 집(W타운) 앞까지 대략 500여 미터에 불과한 짧은 거리지만, 걷기와 뛰기를 번갈아 하면서 조깅을 했다.

겨울철 늦은 오후는 아침보다 더욱 춥게 느껴진다. 아침에는 따뜻한 집안에 있다가 운동하러 나가거나 출근하기 때문에 추위를 덜 느끼지만 오후에는 5시를 넘기면 기온이 크게 떨어지는 경우가 많다. 그래서 겨울철 늦게 귀가할 때 조깅을 해서 추위에 적응하려고 한 것이다.

전 K대통령이 66세 때 청와대에 입성해서 3년이 지날 무렵 무릎관절 통증으로 조깅을 그만 두고 수영으로 대체했다는 기사가 나고, 몇 년 후 건강 전도사 중 가장 저명한 S대 H박사가 역시 무릎 통증으로 조깅을 중단했다는 D일보 기사를 읽고, 나는 그 다음날 아침부터 조깅을 시작해서 오늘에 이르기까지 5년 이상 지속하고 있다. 나는 위 두 분의 통증 원인을 즉각 알 수 있었기 때문에, 특히 H박사는 나보다 6개월 늦게 정년 퇴임(1998. 8)했으므로 그 보다 나이 많은 사람도 한별(저자의 호)식 즉 다종목·다단계·다박자 운동법으로 조깅을 하면 80세나 90세 또는 100세를 넘기고도, 경우에 따라서는 사망 직전까지도 얼마든지 조깅을 할 수 있다는 것을 보여주고 싶었기 때문에 본격적인 조깅을 시작한 것이다.

'다단계·다박자 운동법' 이란 앞에서 자세히 다루었지만 간단히 말하면 "운동의 강도와 속도 등을 서서히 높였다가(점증법) 낮추거나 줄일 때에도 서서히 감축하여(점감법) 인간의 생체조직이 무리 없이 적응하도록 하는 운동법" 을 말한다.

'운동의 단계' 란 '운동의 차원' 을 말하고 '운동의 박자' 란 '같은 차원에서의 강약의 정도' 를 말한다. 준비운동은 주(主)운동에 비하여 한 단계 또는 한 차원 낮은 강도의 운동이며, '강박자' 는 '같은 차원에서의 운동 강도가 높은 경우' 를 말한다. 예컨대, 턱걸이를 하는 경우에 미리하는 스트레칭이나 맨손체조는 준비운동에 해당되고, 철봉에 매달리기만 하는 동작은 주운동의 예비동작이며, 이마까지만 끌어당기는 '이마걸이' 또는 '반 턱걸이'는 주운동에 준하는 준 주운동이고, 턱을 철봉 위까지 끌어올리는 온전한 턱걸이 즉 '온 턱걸이'는 주운동 중의 주운동이다.

운동 강도를 낮출 때에는 '온 턱걸이' 다음에는 '반 턱걸이' 그 다음에는 '매달리기'만 하는 동작 순으로 운동 강도를 점점 하향 조절하는 것이다.

겨울철에 기온이 급격히 떨어진 날이나 구름이 짙게 낀 날은 보통 때 보다 30~60분 늦게 바깥 운동을 시작하는 것이 좋다. 추위를 덜 느낄 수 있고, 저기압이 조금이라도 걷히는 것을 기다리는 것이 공기가 좀 더 정화되어 운동하기가 좋아지기 때문이다.

반신욕은 계절과 관계없이 매일 밤 잠자리에 들기 40~50분 전에 하는 것이 좋지만 특히 겨울철에는 운동이 부족하여 근육이 위축되기 쉬우므로 반신욕을 하면 근육이 이완되고 신진대사가 촉진되어 기분도 상쾌해지며 잠도 잘 온다.

겨울철 밤 운동으로 아이소메트릭(정적 긴장 훈련)이 각광을 받을 만하다. 이 운동은 1950년대 독일의 운동생리학자 헤팅거 박사가 창안·보급해 운동선수들에게는 익숙한 것으로 누구나 손쉽게 익힐 수 있다.

이 운동의 장점은 넓은 공간이나 기구도 필요 없고, 시간이 많이 소요되지도 않는다.

5개 동작으로 구성되어 있는데 한 동작을 하는데 7~10초면 족하고 여러 동작을 배합해도 10~20분 안에 끝낼 수 있다. 헤팅거 박사는 10분 동안의 아이소메트릭 운동이 1시간의 웨이트트레이닝과 맞먹는다고 한다.

한 동작을 하는데 사용하는 근력은 최대 근력의 50% 정도가 적당하다고 한다. 최대 근력의 절반으로 시작하지만 시간이 흐를수록 힘들어지기 때문이다.

아이소메트릭 운동의 실례로는 ① '기마자세'로 양발을 안쪽으로 모아서 앉는 '대퇴 근력 강화운동' ②등을 벽에 기대고 무릎을 직각으로 구부리는 '각근·등배근육 강화운동' ③바닥에 누워 목과 다리를 45도 각도로 들고 두 팔을 앞으로 뻗는 '복근 강화운동' ④손가락끼리 맞잡고 손을 어깨높이까지 올려 힘껏 잡아당기는 '어깨근육 강화운동' ⑤깍지 낀 두 손을 뒷머리에 대고 앞쪽으로 잡아당기고 목은 뒤쪽으로 힘을 주는 '목뼈 강화운동' 등이다.

각 동작은 8~10초 동안 긴장 상태를 유지하고 각 동작을 조금 빠르게 3회하면 10분 남짓 걸리고, 조금 천천히 5회 하면 20분 정도 걸린다. 3회 하는 경우에는 각 동작을 각각 9초·10초·9초 동안 3박자로 긴장상태를 유지한다. 5회 하는 경우에는 각 동작을 각각 8초·9초·10초·9초·8초(점증법과 점감법 적용) 동안 긴장상태를 유지한다.

겨울철 별미로는 귤과 장어 및 생선회이다. 일 주일에 한두 번 생선회나 장어조림으로 영양 보충을 하면 건강에도 좋고 추위를 이기는데도 도움이 된다.

겨울철 추위를 이기고 운동부족을 보충하기 위하여 사우나탕에 두어 번 가는 경우에 주말을 피하여 월요일과 목요일 또는 화요일과 금요일에 가면 손님이 덜 붐벼 팔굽펴나 약식 수영을 하고 휴식을 하는데도 유리하다.

2. 봄철의 건강생활

날씨가 따뜻해지는 봄철에는 나들이가 잦아지는데 봄볕이 따가워지므로 챙이 긴 모자를 쓰고 선글라스를 끼는 것이 좋다.

겨울에 움츠러든 몸을 활기차게 하려면 적절한 운동을 하는 것이 무엇보다 중요하다.

퇴직을 해서 운동할 시간이 넉넉한 사람은 아침에 30~40분, 오전에 60~70분, 오후에 80~90분, 밤에 30~40분 등 하루 3~4시간 운동하는 것이 좋다. 걷기를 기본으로 하되 최소한 맨손체조와 등구를 가미하면 운동효과를 더욱 높일 수 있다.

바쁜 자영업자나 직장인들도 출퇴근할 때나 점심시간에 틈새를 이용하여 걷기와 등구를 번갈아하는 것이 좋다. 일 주일에 한두 번을 등산도 하고 사우나를 하면서 턱걸이와 팔굽펴할 기회를 만든 것이 중요하다.

운동하는 것이 영양식이나 보약을 먹는 것 보다 낫다는 것은 동의보감에도 적혀있다.

봄철의 입맛을 돋우는 것은 아무래도 봄나물이다. 달래와 냉이, 미나리, 부추, 쑥 등은 맛과 향기가 좋을 뿐만 아니라 영양가도 높다.

봄나물은 추운 겨울의 얼어붙은 땅속에서 움이 터 땅 위에 솟아올라 강인한 생명을 자랑한다. 참기름, 깨소금으로 무쳐 먹거나 들깨를 넣어 국을 끓여 먹으면 식욕을 돋우고 영양 보충을 할 수 있다.

봄철은 아침저녁으로 기온의 변화가 심하여 언제 꽃샘추위가 엄습할지 예측하기 어려우므로 아침저녁에는 가벼운 코트를 걸치다가 낮에 벗어 들고 다니든지 하여 기온변화에 잘 적응해야 독감도 잘 걸리지 않는다.

3. 여름철의 건강생활

여름에는 날씨가 무더워 낮에 바깥에서 운동하기는 상당히 어렵다. 그래서 아침저녁에 상당한 시간을 할애하여 적극적으로 운동할 필요가 있다. 특히 저녁 식사 후 충분히 운동하는 것이 좋다.

나는 아침에 맨손체조와 스트레칭을 하고 바깥으로 나가 걷기·조깅·등구·턱걸이·팔굽펴 등을 번갈아 하고, 맨손체조로 마무리 한 다음 집으로 돌아와 샤워를 한다. 여름에는 운동을 조금해도 땀이 너무 많이 나와 아침에도 샤워를 하지 않을 수 없다. 다른 철에는 운동할 때 땀이 났을 경우에만 샤워를 한다.

오전 일찍 30~40분, 오후 늦게 40~50분, 저녁 식사 후 50~60분 걷기와 등구 등을 한 다음, 맨손체조로 마무리 하고 집안으로 들어와 샤워를 한 다음, TV시청이나 독서 또는 집필을 하다가 조금 늦은 11시 30분 조금 넘어 잠자리에 든다.

단 며칠이라도 바닷가에 가서 해수욕을 즐기면 겨울철 감기에 잘 버틸 수 있고, 무기력함을 어느 정도 해소할 수 있다. 그러나 긴 긴 무더운 여름철을 해수욕 며칠 한다고 피서가 제대로 될 수는 없다. 하루하루를 잘 관리해야 한다. 영원은 하루하루의 연속이기 때문이다.

일 주일에 한번 하는 일요 등산 외에 주중에 등산을 한번 더하고, 사우나도 주중 1회에서 한번 더 늘려 월·목이나 화·금에 사우나탕에 가서 약식 수영과 팔굽펴 및 반신욕을 하고, 짧지만 달콤한 낮잠도 즐기면 한결 피로가 풀리고 활력을 어느 정도 회복할 수 있다.

여름철 별미는 보신탕과 삼계탕이다. 보신탕에 대해서 '혐오식품' 딱지를 부치려는 일부 내외국인이 있으나 옛날에는 국왕들도 즐긴 전통 보양식품이다. 따라서 자신의 비위에 거슬리지만 않는다면 소화도 잘되고 영양이 풍부하며 맛이 좋은 건강식품을 마다할 이유가 없다.

영계에 밤·대추를 넣고 끓인 삼계탕도 보신탕과 함께 여름철 2대 보양식품이다. 소주나 인삼주 한 잔을 곁들여 땀을 흘리면 피로해소와 원기회복에 안성맞춤이다.

물은 매일 8잔 정도 마시는 것이 좋지만 땀이 많이 나는 여름철에는 한두 잔 더 마시는 것이 좋다. 아침에 2잔, 오전에 3잔, 오후에 3~4잔, 밤에 1잔을 식후 30분에서 식전 30분 사이에 마시는 것이 좋다.

수분을 충분히 섭취하면 혈액을 맑게 하고 신진대사를 촉진하여, 피로해소와 원기회복에 필수불가결한 기능을 수행한다.

여름철은 나무나 나뭇잎에서 발산하는 피톤치드(건강에 좋은 나무냄새)의 발산이 가장 많은 때이므로 일요 등산 외에 주중에 한번 더 등산하여 이열치열(以熱治熱)효과를 얻고, 월요일과 목요일에 사우나하면 등산 다음 날의 피로한 몸과 마음을 풀어주고 안정시켜 활력을 되찾게 해준다.

여름철 한낮(오전 11시~오후 3시)에는 될 수 있는대로 외출을 삼가고, 부득이 외출하는 경우에는 뜨거운 직사광선을 막기 위하여 챙이 넓은 여름 모자를 쓰고 선글라스를 낀 다음, 선 크림을 발라야 피부의 손상을 막을 수 있다.

4. 가을철의 건강생활

맑은 하늘에 시원한 바람이 부는 가을은 일하기에도 좋고, 공부하기에도 좋으며, 운동하기에도 좋고 식욕도 왕성해지는 계절이다. 승용차 보다는 대중교통을 많이 이용하고, 활발하게 많이 움직여 일상생활에서 자연스럽게 운동량을 늘리는 것이 바람직하다.

턱걸이나 팔굽펴의 실력을 증강하는데에도 가을이 가장 적합한 계절이다. 봄에는 갑자기 날씨가 더워지는 경우도 흔하다. 그런 때에는 몸이 노곤해져서 활발한 운동을 하기에는 장애가

되지만 가을에는 갑자기 기온이 뚝 떨어지는 경우도 적지 않지만 그런 때가 추위를 떨쳐버리기 위해 활기찬 운동하기에 적합한 때이다.

가을철 별미는 추어탕과 전어회나 전어구이이다. 추어탕은 식욕을 왕성하게하고 칼슘이 풍부한 영양식이며, 전어회는 맛이 좋고 영양이 풍부하며, 특히 전어구이는 냄새가 구수해 집나간 며느리가 그 냄새를 밭고 돌아온다는 속설도 있다.

어느 철이나 부담 없이 맛있고 영양까지 챙길 수 있는 음식은 보리밥 뷔페다. 4천원 안팎의 염가로 30여 종의 반찬 중 고루 골라서 먹을 수 있다. 보리밥이나 잡곡밥에다 채소가 많긴 하지만 생선도 있고 육류도 있으며, 카레도 있고 죽도 여러 가지, 과일도 여러 가지, 식혜까지 있으니 너무나 알찬 식단이다.

서민들에게는 조금 부담되기는 하지만 1인당 1만원 하는 회초밥 뷔페는 과일도 풍부하고 스프와 죽도 여러 가지이고, 가오리 등 생선 조림에다 회초밥도 10여 가지가 준비되어 있으며, 잘 삭은 김치와 싱싱한 채소도 넉넉하니 영양 만점의 풍성한 식단이다.

빵과 국수도 있고, 후식으로는 과일과 식혜·생강차 등 건강음료까지 있고, 1천 원 하는 생맥주 한 잔이면 반주로도 충분하다. 회초밥 뷔페는 어느 철이든 즐길 수 있는 영양 만점의 건강 식단이라 하겠다.

건강목욕법과
반신욕

건강목욕법과 반신욕

금연 절주하고 과식하지 않으며, 많이 씹어 고루 먹고, 편안한 마음으로 부지런히 활동하면 건강을 유지하는데 별문제가 없을 것이다.

게다가 다음과 같이 건강목욕법을 시행하면 100세를 건강하게 사는데 큰 도움이 될 것이다. '건강목욕법' 이란 "사우나탕에서 단지 땀을 흘리고 때를 밀며 샤워나 하는 목욕이 아니라 적극적으로 온냉욕, 반신욕, 팔굽혀펴기(팔굽펴), 약식 수영 등으로 심신을 단련하여 '건강을 증진' 하고 '생명을 강인' 하게 하는 목욕 방법"을 말한다.

최근 '적절한 유동' 으로 기억력과 사고력을 관장하는 '신경 세포가 생성' 된다는 연구결과가 속속 발표되고 있다.

나는 사우나탕을 '심신단련장' 으로 십분 활용한다. 여름과 겨울에는 더위와 추위에 지치고 움츠러든 심신에 활력을 불어

넣고 부족한 운동량을 보충하기 위하여 일주일에 두 번(월·목 또는 화·금) 목욕탕에 가고, 봄가을에는 주중(주로 수요일)에 한 번 간다.

과거에는 주로 아침 식전에 사우나탕에 갔으나 30여 년 전 대학에 출강한 뒤에는 원칙적으로 수요일을 목욕하는 날로 정하여 점심 식사 후 조금 쉬었다가 집에서 조금 거리가 먼 목욕탕으로 30분 정도 걸어가서 3~4시간(휴식시간 포함) 걸리는 '한별식 목욕'을 한다. 한별이란 하나의(one), 외로운(lonely), 독특한(unique) 별(존재)이라는 뜻을 함축한 나의 아호이다. 나는 늘 마지막 뜻이 함축된 '독특한 존재'가 되기를 추구해 왔다.

탈의실에서는 체중을 달아보고 적정체중(키-100×0.9)과 비교해 본다. 보통 적정체중의 10% 위아래를 정상으로 보지만 나는 5% 안팎을 정상으로 간주하며, 가급적이면 적정체중 보다 약간 가벼운 상태를 선호한다.

냉수에 온수를 조금 섞은 미온수 한 잔을 천천히 마시고 탕 안의 넓은 홀로 들어간다.

먼저 항문과 남근(男根) 주위를 비눗물로 깨끗이 씻고 바가지로 온수를 떠 왼손으로는 오른쪽 어깨 위에, 오른손으로는 왼 쪽 어깨 위에 각각 3회씩 퍼붓되 처음에는 반 바가지만 채우고, 중간에는 가득 채운 온 바가지로, 끝에는 반 바가지만 채워 퍼붓는다. 수량을 조절함으로써 운동의 강도를 약·강·약 3박자 운동법으로 조절했다.

다음에는 냉탕에서 냉수를 떠 '3박자 운동법'을 적용해서 좌우 어깨 위에 각각 3회씩 퍼붓는다. 홀로 나와 다시 온수를 떠 각각 4회씩 퍼붓고, 항문과 남근 주위를 비눗물로 다시 한 번 깨끗이 씻고, 온수를 좌우 어깨 위에 5회씩 퍼붓는다. 이때는 4~5박자 운동법을 적용하면 더욱 좋다.

긴 쪽이 20m 정도 되는 조금 긴 장방형 냉탕으로 들어가 바가지로 냉수를 떠 좌우 어깨 위에 각각 6회씩 퍼붓되 처음 2회는 반 바가지씩, 중간 2회는 온 바가지씩, 끝 2회는 반 바가지씩 떠 3박자 운동법으로 퍼붓는다. 각 회 마다 바가지에 뜨는 수량(水量)을 증감하면 6박자 운동법이 될 수도 있다.

냉탕에서 홀바닥으로 나와 온수를 떠서 좌우 어깨 위에 각각 6회씩 다박자(3~6박자) 운동법으로 퍼부은 다음, 배꼽 높이의 냉탕 가장자리에 두 손을 짚고 제1단계 팔굽펴를 80회 하되, 처음 20회는 팔을 조금만 굽혔다 펴는 '반 팔굽펴'를 하고, 다음 20회는 팔을 깊이 굽혔다 펴는 '온 팔굽펴'를 하며, 그 다음 20회는 '반 팔굽펴'를 하고, 또 그 다음 10회는 '온 팔굽펴'를 하며, 끝 10회는 '반 팔굽펴'를 하여 5박자 팔굽펴를 하고는 두 발을 무릎 높이의 냉탕 입구 계단 위에 올려놓고 홀바닥에 누워 아주 천천히 심호흡을 하면서 20까지 세는 동안 잠시 휴식을 취한다.

일어나서 온수를 좌우 어깨 위에 각각 6회씩 퍼붓고 긴 장방형 냉탕의 대각선 쪽에 있는 작은 정4각형 냉탕으로 들어간다. 상체를 눕혀 뒷머리를 냉탕 가장자리에 얹어놓고 아주 천천히 100까지 센 다음, 홀로 나와 미온수 한 잔을 마시고 열탕으로 들어가 반신욕(半身浴)을 한다.

'반신욕' 이란 "명치(가슴과 배꼽 사이에 우뚝 들어간 곳)와 배꼽 사이에 물 높이를 유지하고 두 팔을 욕조 가장자리에 얹어놓고 똑바로 앉아서 상반신만 '뜨뜻한' 물속에 담그는 목욕법"을 말한다.

반신욕 등 온열요법을 30여 년 간 연구한 일본인 의사 신도 요시하루 박사는 " '냉기' 는 만병의 근원이므로 발 등 아래쪽을 따뜻하게 유지하는 것이 매우 중요하다. 그래서 발을 씻을 때만 제외하고 늘 양말을 겹쳐 신고 있다. 여름에도 그렇게 한다. 매일 20~30분씩 반신욕을 하고 있다"고 한다.

그에 따르면 "냉기는 단순히 차가운 기운뿐만 아니라 스트레스와 과로·흡연 및 과음·과식 등 '나쁜 습관' 도 몸을 차갑게 만드는 냉기의 원인이다. 체질적으로 손과 발이 뜨거운 사람이나 냉기라고는 전혀 없을 것 같은 열대지방에 사는 사람들도 냉기가 쌓일 수 있다"고 주장한다.

그는 "냉기란 단순한 물리적 개념이 아니라 탐욕과 오만 등 나쁜 마음가짐에서도 비롯되는 포괄적 개념" 이라고 강조한다.

따라서 생활습관은 물론 마음가짐도 편안하고 바르게 가져야 비로소 냉기를 없앨 수 있다고 한다.

그는 반신욕 등 온열요법이 서양의학을 대체할 수 있다는 주장에 동의하지 않는다. "온열요법은 보조적 수단으로 활용하는 것은 무방하지만 수술이나 약물이 필요한 환자가 서양의술을 거부하는 것은 옳지 않다. 반신욕은 특정 질병의 치료법이라기보다 건강을 전반적으로 향상시키는 '양생법'으로 인식하는 것이 타당하다"고 역설한다.

1949년 오사까 의대를 졸업하고 의사면허를 취득한 뒤 이비인후과 전문의로 활동해 온 그는, 서양의학의 국소적 치료에 한계를 느끼고 1965년부터 반신욕 등 온열요법 연구를 시작했다. 적극적인 강연과 저술로 오늘날 반신욕 열풍을 일으킨 주역이다.

또 하나의 온열요법인 족탕은 "의자에 앉아 복사뼈 정도의 높이로 발을 물속에 담그는 것"을 말한다.

온열요법에 사용되는 물의 온도는 체온보다 약간 높은 정도가 적당하다. '뜨겁다'라기보다 '뜨뜻하다'라는 느낌의 온도다. 반신욕의 경우에는 38~40도 사이, 족탕의 경우 42도 정도가 알맞다. 뜨거운 물은 급격하게 혈압을 올리는 등 신체에 부담을 줄 수 있기 때문이다.

반신욕 시간은 20~30분 정도 욕탕에 앉아 있어야 효과를 얻을 수 있다. 인체 내부의 심부(深部)까지 덥히려면 이 정도의 시간은 필요하다. 반신욕의 관점에서는 샤워처럼 피부의 청결만 강조하는 서양식 목욕법은 편리하기는 하나 머리부터 더운 물이 쏟아지므로 낙제점이라는 것이다.

반신욕이나 족탕이 거추장스럽다면 냉기를 제거할 수 있는 생활습관을 지니는 것도 도움이 된다고 한다. 예컨대 양말을 겹쳐 신는 것 등이다. 면 재질의 양말과 비단 재질의 양말을 번갈아가며 겹쳐 신으면 하체를 따뜻하게 유지할 수 있으므로 반신욕을 하는 것과 비슷한 효과를 얻을 수 있다고 한다. 특히 비단재질의 양말은 흡수성과 건조성이 뛰어나며 조이지 않고 가벼워서 좋다.

반신욕이나 족욕·양말 겹쳐신기 등 일본에서 성행하고 있는 온열요법은 값싸고 부작용이 없으며 집에서도 실천 가능하다는 것이 큰 장점이다. 만성적인 스트레스와 과로·만성피로 등 신경성 증세를 가라앉히는데 도움이 될 것으로 기대된다.

신도 요시하루가 말하는 냉기 제거를 위한 여섯 가지 법칙을 소개한다. ①반신욕이나 족욕을 즐긴다. ②양말을 두 겹 이상 겹쳐 신는다. ③타인을 배려하면서 산다. ④신체 아랫부분은 두껍게, 윗부분은 얇게 입는다. ⑤비단 옷을 입고 비단 양말을 신는다. ⑥복식호흡을 한다.

냉기 제거 뒤 나타나는 명현 현상으로 ①미열 등 감기 증상이

나타난다. ②피부에 작은 습진이 생긴다. ③소변 색깔이 짙어지고 횟수나 양도 많아진다. ④구토나 현기증이 나타나기도 한다. ⑤자주 졸며 피곤하다. ⑥식욕이 떨어지면서 체중이 준다. ⑦화학섬유로 만든 옷을 입는 것이 꺼려진다. ⑧술과 담배가 싫어진다. ⑨병이 있었으나 지금까지 몰랐다가 비로소 통증이 나타난다.

명현 현상에 대하여 반신욕 옹호론자들은 몸 안의 나쁜 기운이 빠지면서 나타나는 일시적 현상이라고 하는데 대하여 반대론자들은 체질이나 몸의 상태가 반신욕에 맞지 않기 때문에 생기는 부작용이라고 한다.

의사나 한의사들은 대체로 감기 예방 효과에 대해서는 긍정적이지만 질병 치료효과에 대해서는 부정적이다. 특히 평소 땀이 많거나 땀을 흘렸을 때 피곤하거나 어지럼증을 느끼는 사람은 반신욕을 안 하는 것이 좋다고 한다. 당뇨병·심장질환·폐결핵·천식 등의 환자는 반신욕을 해서는 안 되며, 반신욕을 시작해서 10분 정도 지나서 몸이 무기력해지거나 반신욕을 10회 이상 했는데 피부가 무르고 습진 등이 생기면 당장 중지하는 것이 좋으며, 땀이 많이 나고 땀을 흘리고 나서 몸이 몹시 피곤해지면 반신욕을 하지 않거나 하더라도 36~37도의 온수에서 20분 이내에 끝내는 것이 좋다.

20~30분간 반신욕을 하고 열탕에서 나오면 냉폭포수 샤워를

하고 온랭 샤워기 쪽으로 가서 머리를 감고 세수를 한 다음, 긴 침대 겸용 의자에 누워 500을 목표로 천천히 세기 시작하면 보통 200 안팎을 세는 동안에 잠이 든다. 그날의 컨디션에 따라 30~50분 후에는 잠에서 깨어난다.

탈의실로 나가 스킨로션을 바르고 물 한잔을 마신 다음, 다시 열탕으로 들어가 천천히 100~120까지 세고 이벤트탕(요일에 따라 녹차탕, 쑥탕, 솔입탕 등으로 탕명이 바뀜)에 들어가 탕 안의 계단에 앉아 두 팔을 앞으로 내밀었다가 옆으로 크게 벌리는 버터플라이 수영 동작을 20회 하고 긴 장방형 냉탕으로 들어간다.

좌우 어깨 위에 냉수 퍼붓기를 각각 10회씩 한 다음, 폭포수 버튼을 눌러 폭포수 안마를 받고 자유형 수영 동작으로 이쪽저쪽을 왕복하고 홀로 나간다. 무릎 높이의 냉탕 입구 계단위에 두 손을 짚고 제2단계 팔굽펴를 80회 하되, 제1단계에서와 같은 5박자 팔굽펴를 한 다음, 계단 위에 두 발을 얹어 놓고 바닥에 누워 천천히 25까지 세면서 심호흡으로 잠시 휴식을 취한다.

일어나서 냉수 한 잔을 마시고 또다시 열탕에 들어가 천천히 110~130까지 센 다음, 바로 옆의 온탕으로 건너가 제자리걸음을 30회 하되, 처음 10보는 보통의 제자리걸음을 하고, 중간 10보는 무릎을 높이 드는 제자리걸음을 하고, 끝 10회는 다시 보통의 제자리걸음을 하고 그 옆의 이벤트탕으로 들어간다. 탕 안 계단에 앉아 버터플라이 동작을 22회 하고, 나와서 긴 장방형 냉탕으로 들어간다.

긴 냉탕에서는 좌우 어깨 위에 물 퍼붓기를 각각 15씩 하되, 다박자 운동법에 따라 바가지의 수량을 증감한다. 폭포수 안마를 받은 다음, 자유형 수영 동작으로 이쪽저쪽을 왕복하고 홀로 나간다.

무릎 높이의 냉탕 입구 계단 위에 두 발을 올려놓고 바닥에 누워 심호흡을 하면서 아주 천천히 30까지 세는 동안 잠시 휴식을 취하고 일어난다. 전신 맨손체조를 한 번 한 다음, '앉았다 일어서기'를 20회 하되, 처음 5회는 주먹이 바닥에 닿을 만큼 앉았다 일어나고, 중간 10회는 손바닥이 닿을 만큼 조금 더 낮게 앉았다 일어나며, 끝 5회는 처음 동작과 같이 한다. 다시 전신 맨손체조를 한번 더 하면 모두 합해서 6분 정도 걸린다.

사우나탕에서의 주(主)운동 중의 주운동인 제3단계 팔굽펴를 140회 하되, 처음 20회는 홀바닥에 두 손을 짚고 두 팔을 조금만 굽혔다 펴는 '반 팔굽펴'를 하고, 중간 20회는 코가 바닥에 닿도록 두 팔을 깊이 굽혔다 펴는 '온 팔굽펴'를 한 다음, 나머지 100회는 처음과 같이 '반 팔굽펴'를 하여 3박자 운동법을 적용한다. 자신의 체력이나 컨디션에 따라 '반 팔굽펴'를 20~30회만 할 수도 있다. 계단에 두 발을 얹어 놓고 누워 아주 천천히 25까지 세면서 잠시 쉰다.

일어나 바자지로 온수를 떠 좌우 어깨 위에 퍼붓기를 각각 5

회씩 하고, 정4각형 냉탕으로 들어가 몸을 비스듬히 눕혀놓고 아주 천천히 100까지 세고, 홀로 나와 물 한 잔을 마시고 다시 열탕으로 들어가 천천히 110~130까지 센 다음, 온탕으로 옮겨 제자리걸음을 50보 하되, 다박자 운동법을 적용한다. 바로 옆의 이벤트탕으로 옮겨 버터플라이 동작을 24회 하고, 마지막으로 긴 냉탕으로 들어간다.

냉탕에서 좌우 어깨 위에 물 퍼붓기를 각각 10회씩 한 다음, 자유형으로 저쪽까지 갔다 와서 홀로 나간다.

제4단계 팔굽펴는 냉탕 입구 계단에 두 손을 짚고 제2단계 팔굽펴와 같은 방식으로 80회를 한다. 누워서 아주 천천히 20까지 세면서 잠시 쉰다.

일어나 물 한 잔 마시고 마지막으로 열탕에 들어가 천천히 100~120까지 세고 온탕으로 옮겨 제자리걸음을 40보 하고 이벤트탕으로 옮긴다.

이벤트 탕에서 버터플라이 동작을 21회 하고 홀로 나와 냉탕 가장자리에 두 손을 짚고 제5단계 팔굽펴를 80회 하되, 제1단계에서와 같은 요령으로 한다.

이와 같이 5단계 23박자 운동법으로 팔굽펴 운동을 모두 마친다. 다단계·다박자 운동법을 적용한 것은 팔굽펴 같은 힘든 운동은 서서히 강도를 높였다가 서서히 강도를 낮춰 인간의 생체 조직과 리듬이 큰 무리 없이 적응할 수 있도록 하기 위함이다.

제5단계 팔굽펴를 한 다음, 수건으로 물기를 대충 훔치고 황토방 사우나실로 들어가 누워 천천히 100까지 세고 일어나 다시 100까지 세는 동안 옆으로 걷는 동작을 좌에서 우로, 우에서 좌로 왔다 갔다 하면 땀이 비오듯 흐른다. 홀로 나와 바로 옆에 있는 폭포수 안마를 받고 온랭 샤워기 있는 데로 가서 얇은 때밀이 수건에 비누칠을 한번만 해서 대충 전신을 마찰하고 온수로 샤워를 한 다음, 냉수로 샤워를 하고 수건으로 물기를 깨끗이 털어 낸다.

소금 사우나실로 들어가 온몸에 소금을 칠한 다음, 오른손가락 끝으로 왼발바닥을 발가락 끝에서 뒤꿈치까지 36회 훑어 내리고, 왼손가락 끝으로 오른발바닥을 36회 훑어 내린다. 오른손으로 왼발가락을 잡고 시계침 도는 방향으로 36회 돌린 다음, 반대방향으로 36회 돌린다. 왼손으로 같은 동작을 36회씩 하고 일어나 옆걸음을 좌에서 우로, 우에서 좌로 100을 세는 동안 걸으면 온몸에 땀이 흘러내린다. 홀로 나가 바로 옆의 폭포수 샤워기로 가서 소금기를 깨끗이 씻어낸다.

2분 30초 동안에 전신 맨손체조를 하고, 온랭 샤워로 '한별식 건강목욕법' 을 마친다. 긴 침대에 드러누워 천천히 200을 세면서 휴식을 취하고 탈의실로 나간다.

냉수 한 잔을 마시고 체중을 달아 본 다음, 크림 로션을 바르고 나면 대체로 3시간 30분 정도 소요된다.

면역력을
강화하는 방법

면역력을 강화하는 방법

'면역력'이란 "몸안으로 침입한 병균을 죽이거나 독소를 해소하여 인체에 해를 끼치지 못하게 하는 힘"을 말한다. 따라서 면역력이 강해야 장수할 수 있다.

1. 면역력을 저하시키는 요인

(1) 비만

몸이 비만하면 면역세포의 일종인 T세포가 담당하고 있는 세포 매개성 면역반응이 감소된다. 그래서 비만은 만병의 근원이라고 한다.

(2) 비타민 부족

비타민 A, C, E는 면역세포의 활동을 도와주기 때문에 이것들이 부족하면 면역세포의 활동이 둔화되어 병에 걸리기 쉽다. 특히 비타민 C가 부족하면 식균 세포의 능력이 현저히 떨어진다.

최근 비타민을 과잉섭취하면 전립선암에 걸릴 위험성이 높다는 연구결과가 발표되었다. 비타민만 전문적으로 연구한 결과 여러 가지 음식을 고루 섭취 하면 필요한 비타민을 모두 충족할 수 있으므로 특별히 비타민제를 복용할 필요가 없다는 주장이 제기 되었다.

(3) 흡연

담배 연기 속에는 4천 800여 종의 위해물질이 포함되어 있고, 이 중 특히 100여 종의 화학물질은 정상세포를 공격하여 지치게 하므로 우리 몸의 면역기능을 현저히 떨어뜨린다.

나는 식후 일미라고 하면서 매끼 식사 후에 한 대, 식사와 식사 중간에 한 대씩 하루에 여섯 일곱 개비의 담배를 피웠으나 1982년 11월 하순 초겨울 추위에 감기가 들어 담배 맛이 떨어지고 내몸이 담배를 거부하는 것 같은 느낌이 들자 그것을 계기로 완전히 금연주의자가 되었다. 담배를 피우면 건강에 해롭고, 죽을 때까지 담배를 피운다면 수천만 원이라는 경제적 손실을 입으며, 환경을 오염시켜 간접 살인의 원인을 제공하고, 담배 하나 끊지 못할 만큼 의지가 박약하다면 아무것도 제대로 할 수 없을 것이다. 이만하면 금연 이유로 충분하다고 본다.

(4) 수면 부족

잠을 자는 동안에 뇌 속에서 분비되는 멜라토닌 호르몬이 나오게 되는데 수면이 부족하면 우리 몸의 면역체계를 강화하는 이 호르몬의 분비가 충분히 이루어지지 않는다. 따라서 하루 6시간 이상 잠을 푹 자는 것이 좋다. 다만 개인차가 상당히 크므로 일률적으로 말하기는 어렵지만 2006년 통계청이 발표한 한국 최고령 남녀 3인과 비공인 최고령 여성 등 4인의 평균 수면시간은 하루 8시간 이상이었다.

(5) 심한 스트레스

가끔 짧게 경미한 스트레스를 받으면 면역체계가 강화된다는 연구결과가 나왔다. 최근 캐나다 브리티시 컬럼비아대학의 그레고리 밀러 박사는 "아주 짧은 시간 잠시 지속되는 스트레스는 '일시적'으로 인체의 저항력을 강화하는 것으로 보인다"고 했으나 "장기적으로 스트레스를 받아 나오는 스트레스 호르몬은 정상적인 세포활동을 막는 작용이 있어 면역기능을 저하시킨다"고 발표했다.

(6) 운동 부족

운동 부족으로 세포들이 활력을 잃으면 당연히 면역기능이 떨어져 신체에 이상이 생기고 심신이 쇠약해진다. 최근 발표된 연구결과에 따르면 적절한 운동을 하면 기억력과 사고력을 관장하는 뇌세포가 새롭게 생성된다고 한다.

(7) 편 식

편식은 주로 좋아하는 특정 식품만 섭취함으로써 곧 바로 '영양의 불균형’ 을 초래하고, 이는 곧 면역기능 저하로 나타난다.

(8) 철분의 과다섭취

철분은 부족해도 문제가 되지만 필요 이상으로 많이 섭취하면 면역력을 크게 떨어뜨린다.

(9) 중금속 중독

카드륨, 크롬, 납 등 중금속에 중독 되면 면역기능을 저하시킬 뿐만 아니라 인체의 모든 기능에 치명적인 영향을 미친다.

(10) 미량 원소의 과소 섭취

아연, 셀레늄, 마그네슘 등 면역기능과 밀접한 연관성이 있는 미량 원소의 과소 섭취는 면역력을 크게 떨어뜨린다. 혼식을 하면 미량 원소 문제도 저절로 해결된다.

2. 면역력을 높이는 식품

(1) 마늘

세계 최대 시사주간 미국의 타임이 최근 마늘을 신비의 만병 통치 식품으로 소개한 바 있는데 마늘은 그 주성분인 '다이알릴 다이설파이드(DAD)가 박테리아 곰팡이를 죽여 동맥경화증, 고혈압, 뇌중풍(뇌졸중) 등을 예방하는 효능이 입증되고 있다. 미국의 한 연구결과에 따르면 마늘을 많이 먹으면 위암과 결장암의 위험도가 50%, 30%씩 줄어든다고 한다.

(2) 양배추

식이섬유가 풍부하고 비타민도 많이 함유하고 있다.

(3) 당근

카로티노이드의 보고로 베타카로틴을 많이 함유하고 있다.

(4) 버섯

베타글루칸이라는 신비의 항암 성분을 함유하고 있다.

(5) 콩

식물성 단백질이 풍부하여 밭에서 나는 고기라 불리며 인체의
면역기능을 높인다.

(6) 김치

2006년 3월 미국 건강 월간지 '헬스'는 김치에는 비타민 A,
B, C 등이 풍부하며, 건강에 좋은 박테리아인 유산균이 많아 소
화를 돕고 섬유질이 많으며 지방이 적어 비만을 예방하는 등 세
계 5대 건강식품으로 높이 평가했다.

(7) 요구르트

장과 자궁에 좋을 뿐만 아니라 뼈를 튼튼하게 하고, 면역력을 향상시키는 식품으로 장수의 근본이 되는 유산균 자체를 보강시키는 식품이다.

3. 면역력을 높이는 식사원칙

(1) 기본은 소혼식

건강하게 장수하는 기본은 소식하되 혼식하는 것, 즉 소혼식(小混食)이다.

첫째, 소식하면 장수 유전자가 증가한다. 칼로리 섭취를 줄이면 수명이 연장되는 이유는 노화된 세포가 스스로 자살하는 세포 사멸을 억제하는 유전자의 활동이 증가하기 때문이라고 한다. 미국 하버드 대학의 하임 코엔 박사는 2004년 6월 "장기간 칼로리를 줄인 쥐들은 마음껏 먹은 쥐들에 비해 뇌, 간, 신장 등 신체의 일부 조직에서 만들어지는 시루투인(sirutuin)이라는 단백질이 크게 증가하여 노화세포가 퇴출되는 자연적 메커니즘인 세포 사멸을 억제한다고 밝혔다." 그는 인간세포에 대한 시험관 실험에서 " '시루투인' 은 세포의 에너지 생산 공장인 미토콘드리아에 구멍을 뚫어 세포사멸을 유도하는 백스(bax)단백질의 활동을 억제한다는 사실이 확인되었다"고 발표했다.

둘째, 혼식하면 고른 영양섭취로 건강을 증진한다. 편식하면 영양의 불균형으로 면역기능을 저하시킨다. 혼식이란 주식인 밥도 쌀에다 잡곡과 콩이나 팥·밤 등을 넣은 잡곡밥을 먹고, 부식인 반찬도 된장국이나 미역국, 김치, 나물, 김이나 다시마·파래 등 해조, 생선, 두부나 콩자반 등을 조금씩 고루 먹는 것이다.

전통 한식과 비빔밥은 대표적 혼식 식단이다. 한국 장수 노인들이 가장 즐기는 식품의 하나인 비빔밥은 주식에다 제철에 나는 여러 가지 나물, 콩나물, 해물, 참기름, 깨소금, 고추장 등을 섞어 새로운 맛을 창출하는 영양 만점의 전통 음식이다. 따라서 소혼식해야 건강식이 된다.

(2) 천천히 많이 씹어 먹기

천천히 먹으면 적게 먹으면서도 맛있게 그리고 배불리 먹을 수 있다는 사실이 최근 과학적으로 입증되었다. 2006년 12월 미국 로드아일랜드 대학의 캐슬린 멜란슨 박사는 30명의 젊은 여성들을 대상으로 실시한 실험 결과 식사를 천천히 하는 사람이 빨리 먹는 사람에 비해 적은 칼로리 섭취에도 불구하고 더 큰 만족감과 포만감을 느낀다는 사실이 확인되었다고 밝혔다.

그는 이들에게 아침 식사 400kcal을 섭취하게 한 다음, 4시간 뒤 한번은 작은 숟갈을 주고 음식을 한 입 먹을 때마다 숟갈을 놓고 15~20회 씹도록 했다. 그 결과 음식을 빨리 먹었을 때에는 배부를 때까지 9분 동안에 평균 646kcal을 섭취한 반면, 천천히 먹었을 때에는 29분 동안에 평균 579Kcal을 섭취하는데 그쳤다고 말했다.

한 숟갈을 50~100번씩 씹으면 소화흡수가 잘되고 과식을 피할 수 있어 일거양득이다. 일본의 한 양생가는 한 숟갈을 200번씩 씹으면 무병장수한다고 역설한다.

(3) 정제되지 않는 곡물 먹기

현미와 배아쌀은 최상의 영양원이다. 특히 현미는 우리 몸에 필요한 영양소를 많이 포함하고 있다.

(4) 신선한 야채와 과일 많이 먹기

토마토, 당근, 시금치, 사과, 살구, 복숭아 등을 많이 먹으면 식이섬유와 비타민이 많고 지방이 적어 총콜레스테롤과 몸에 나쁜 저밀도(LDL)콜레스테롤을 낮추고, 몸에 좋은 고밀도(HDL)콜레스테롤을 높인다.

(5) 지방질 섭취 줄이기

지방질의 과다섭취는 면역력을 떨어뜨리는 주범이다. 지방은 우리 몸에서 세포막의 주요한 구성 성분으로 생체내의 신호 전달은 물론 고(高)에너지원(源)으로 생명을 유지하는데 필수 영양소이다.

지방은 고기류에 많은 포화지방, 어류나 식물성 기름의 주성분인 불포화지방, 마가린 등에 많은 트랜스지방 등 세 가지다.

생화학적 측면에서는 포화지방도 큰 문제지만 트랜스지방의 위험성이 더 심각해 트랜스지방을 '조용한 살인자' 라고 한다. 트랜스지방은 액체 상태의 기름을 고체로 만들기 위해 가공하는 과정에서 만들어진다. 고소한 맛을 내는 성질 때문에 각종 과자나 팝콘, 패스트푸드 등에 많이 쓰인다. 최근 하버드대 연구팀은 트랜스지방이 당뇨병과 노인성 망막의 환반증을 유발하며 불임을 일으킨다고 보고했다.

(6) 식이섬유 많이 먹기

식이섬유는 야채나 해조류, 버섯류 등에 많이 들어있고, 저칼로리로 장기능과 당대사(代謝)를 돕는다. 또한 식이섬유는 소화기 질병 예방과 비만 방지효과가 있다. 식이섬유는 단백질과 지방의 섭취는 많은 대신, 야채나 과일 섭취가 부족한 사람, 편식을 하거나 인스턴트 식품을 자주 먹는 사람에게 절실히 필요하다.

(7) 콩 제품 많이 먹기

콩은 단백질이 풍부하기 때문에 면역기능을 높이는데 효과적이다. 콩 식품은 암과 골다공증을 예방하는 이소플라본이 많고 심장에 좋아 대표적인 건강식품으로 높이 평가되고 있다.

(8) 유산균 보강 식품 섭취

유산균은 박테리아의 일종으로 어머니 젖을 먹기 시작할 때부터 우리 장속에 나타나기 시작해 장운동이 저하된 변비의 경우에는 유산균의 작용으로 장내 산도가 약산성으로 유지되면서 장운동이 촉진되며, 설사가 심한 경우에는 유해한 세균의 성장을 억제하여 이를 호전시키는 양면적인 기능을 한다.

대장암의 발생이 유해한 세균의 과다 성장으로 말미암아 나타나는 부산물과 연관이 있으므로 유산균이야 말로 '장수의 근본'이라 할 수 있다. 그런데 이 유익한 유산균은 인간이 성장하면서 급격히 줄기 시작하여 성인이 되면 영아기의 1백분의 1 또는 1천분의 1 정도 밖에 되지 않는다.

우리의 장에서 유산균이 우세하도록 만들려면 유산균에 먹이를 주거나, 유산균 자체를 보강해 주어야 한다. 유산균이 좋아하는 먹이로는 우유에 들어있는 유당이며, 또 먹이로 좋은 것으로는 올리고당이라고 하는 합성 다당류가 있다. 유산균 자체를 보강하는 방법은 요구르트, 분유에 타서 먹이는 정장제, 치즈 등을 먹는 것이다.

유산균의 증식을 저해하는 것들로는 흡연, 음주, 항생제 남용, 육식만 즐기는 것 등이다.

생명을 강인하게 만드는
핵심은
적절한 운동이다

생명을 강인하게 만드는 핵심은 적절한 운동이다

사람의 생명은 심장의 고동이 멈추거나 뇌 기능이 상실되면 소멸한다. 단순히 생명을 그럭저럭 연장만 하는 것이 아니라 활기차고 역동적인 생명을 오래 지속시키려면 첫째, 소혼식(小混食)으로 고른 영양섭취를 하는 것이 필요조건이며, 둘째, 적당한 운동으로 심장을 튼튼하게 하여 신진대사가 활발하고 건전한 두뇌의 선택으로 활력 있고 보람찬 삶을 가꾸어 나가는 것이 충분조건이다.

적게 고루 먹어 영양에 균형을 맞춰야 한다는 생명유지의 필요조건은 웬만한 사람은 거의 다 알고 있는 상식으로 실천 여부만 문제가 될 뿐이다. 그러나 적당한 운동으로 심장을 튼튼하게 하고 두뇌를 지혜롭게 가꾸어 생명을 '강인' 하게 하는 방법은 잘 모르는 사람이 의외로 많은 것 같다.

70대 중반인 내 경험과 현대 인간생태학에 비추어 볼 때 '적

절한 운동'이야말로 생명을 강인하게 만드는 결정적인 충분조
건임을 깨닫게 한다.

소혼식이나 면역력은 소극적으로 건강을 유지해 줄 수는 있겠
지만 적극적으로 건강을 증진하고 '생명을 더욱 강인하게' 만
들지는 못한다. '강인한 생명'은 끊임없는 '적절한 자극'에 의
해서만 생성되고 강화할 수 있다고 보기 때문이다.

나는 1998년 2월 정년퇴임 직후인 3월 집 근처를 산책하다가
화장실을 이용하러 동네 큰 병원에 들어갔다가 혈압 측정기를
보고 재어 보았더니 170/100mmHg 이라는 상당히 높은 나쁜 수
치(정상치는 120/80)가 나왔는데 2005년 10월 건강보험공단에
서 파견한 의료진이 우리 아파트에서 16개 항목에 걸친 검진을
한 결과 모든 항목이 정상 A(최고등급) 판정을 받았다. 특히 혈
압은 115/77로 크게 개선된 최고 수준의 만족할만한 수치였다.

퇴직 직후인 1998년 3월 초에 마을 뒤쪽 태복산(대구 태전동)
에 올라가 산 중턱의 약식 소운동장에서 턱걸이를 해보니 겨우
한 번 밖에 할 수 없었다. 그 무렵 어느 주간지에 난 턱걸이를
열 번이나 하는 노익장의 70대 노인에 관한 기사를 읽고 나는 1
년에 턱걸이 한 번씩만 더하여 10년(정확히는 9년) 후에 열 번
하겠다는 10개년 계획을 세워 꾸준히 실천했더니 8년만인 2006
년 봄에 거뜬히 '턱걸이 열 번하기' 목표를 1년 앞당겨 초과 달
성했다.

　나는 평생 영양가 높은 음식을 특별히 탐내거나 비싼 음식을 자주 사 먹지도 않고 보통 음식을 많이 씹어 고루 먹는 편이며, 한약 같은 보약은 퇴직 전에 한두 번 복용했으나 별 효험을 보지 못했고, 식수도 가끔 생수를 사먹기도 하지만 주로 수돗물에 보리차를 타서 끓인 것을 식힌 냉수를 하루 8~10잔을 마셨다. 다만 퇴직 후 심심치 않을 만큼 특강이나 주례 요청, 원고 청탁이 있으나 건강관리할 시간은 넉넉했다.

　따라서 강의 등 특별한 일정이 없는 날에는 매일 아침에 30분 안팎, 오전에 60~70분, 오후에 90~100분, 밤에 30~40분씩 하루 3~4시간 운동을 적절히 한 덕분에 위에서 본 바와 같이 전 항목 정상 A라는 최고 등급의 건강상태를 지니게 되었다고 본다. 다만 나는 단조롭게 걷기만 한 것은 아니고 아침 운동을 할 때는 걷기, 등구, 조깅, 턱걸이, 팔굽혀펴기 등 여러 운동 종목을 번갈아하면서 다단계·다박자 운동법 즉 '다종목·다단계·다박자 운동법', 다시 말하면 '3다(多) 운동법'을 실시하고 낮 운동이나 밤 운동 때에는 최소한 걷기에 등구를 번갈아 혼용하고 평지에서는 팔운동을 병행함으로써 걷기만 하는 단조로운 운동에 비하여 다양성과 효율성을 동시에 추구했다.

　그 결과가 8년 만에 턱걸이 실력을 10배로 높였고 최고의 건강 등급을 받은 것이다.

　노화방지 전문의인 권용욱 박사가 주장하는 운동의 노화방지

효과를 나의 체험에 비추어 약간 보완해서 소개한다.

①자연호르몬 요법효과가 있다.

운동을 하면 신경-호르몬계를 자극하여 성장호르몬과 성장호르몬 분비를 자극하는 호르몬이 많이 생성된다. 성장호르몬과 남성호르몬은 대표적인 노화방지 호르몬이다. 운동 강도가 최대 강도의 40%를 초과하면 성장호르몬 분비가 증가되기 시작하며, 운동 강도가 강할수록 성장호르몬 분비가 증강한다.

②질병에 대한 저항 효과가 있다.

운동을 하면 면역물질의 생성이 촉진되어 감기처럼 작은 병에서부터 암 같은 큰 병까지 각종 질병에 잘 걸리지 않는다. 혈압과 혈당을 낮춰주고, 고혈압과 당뇨병의 예방과 치료에 도움을 준다. 동맥경화, 지방간, 비만 등 각종 생활습관 병의 예방 및 치료에 도움이 되고, 특히 골다공증을 예방하는 데에는 운동 이상가는 것은 없다.

③신체기능이 향상 발전된다.

운동을 하면 심폐기능, 근 순발력, 근 지구력, 최대 산소섭취 능력 등이 증가된다. 이는 운동능력 증진과 활력 향상으로 이어진다. 뇌 혈액순환을 원활하게 하여 뇌의 노화를 막고 기억력을 향상시킨다. 운동은 성기능 향상에도 효과가 있다. 빨리 걷거나 달리기 등의 유산소 운동을 하면 산화질소 분비가 촉진되는데 이 산화질소는 혈관 확장에 중요한 역할을 한다. 발기가 되려면 성기의 해면체로 혈관이 유입되어야 한다. 해면체로 혈관이 제대로 유입되려면 혈관이 충분히 확장되어야 하는데 이 때 산화질소가 중요한 역할을 한다.

또한 운동은 남성호르몬의 분비를 왕성하게 하여 리비도(성욕)를 증진시킨다. 그리고 엔돌핀을 분비시켜 스트레스를 해소하는 기능을 한다. 스트레스는 성육을 감퇴시키고 혈관을 수축시켜 발기를 방해하는 주범 중 하나다.

④몸매가 좋아져 몸짱이 된다.

노화로 말미암은 신체 변화의 하나는 팔·다리가 가늘어지고, 몸통 특히 배만 볼록 나오는 복부 비만이 되는 것이다. 이와 같은 복부 비만은 각종 성인병의 원인이 된다.

운동은 팔·다리의 근육량을 증가시키고 뱃살을 줄여 주어 몸매를 좋게 만든다. 근육량이 증가하면 당(糖)대사가 원활해져 당뇨병에 잘 걸리지 않게 되고, 기초 대사량이 늘어 뱃살이 잘 찌지 않는다.

또한 노화로 말미암은 체형 변화의 하나는 꾸부정한 자세인데 운동을 꾸준히 하면 이런 자세를 피할 수 있다. 골다공증으로 척

추가 납작해지면 키도 줄어드는데 운동을 하면 골다공증을 예방하고 치료하여 키가 줄어드는 것을 어느 정도 막을 수 있다.

⑤정신적 노화방지 효과가 있다.

많은 노인들이 우울증을 지니고 있다. 우울증은 노화를 촉진시키고 자살률을 높인다. 자신감 결여는 노화의 한 현상이며, 노화를 촉진시켜 악순환을 되풀이 하게 한다. 운동은 우울증을 완화하고 자신감을 회복하는 데 유효하다.

스트레스는 노화를 촉진시키고 우울증을 유발하는 요인의 하나인데 스트레스를 해소 또는 완화하는데 운동보다 더 좋은 방법은 없다. 운동을 하면 엔돌핀이 분비되어 즐거운 기분이 되며, 전반적으로 삶의 질이 향상되어 노화가 지연된다.

노화방지를 위한 운동에는 유산소운동과 근력강화운동 및 유연성운동이 있다.

①유산소운동은 산소를 써서 근육을 천천히 오래 움직이는 운동이다.

몇 분만 운동을 해도 근육세포에서 산소를 이용한 에너지 대사 즉, 산소대사가 활발히 일어난다.

운동 초기에는 탄수화물을 주원료로 쓰다가 약 20분이 지나면 지방을 연료로 쓴다. 따라서 뱃살을 줄이려면 최소한 지방이

에너지원(源)으로 사용될 때인 20분 이상 운동을 해야 한다. 잠깐 격렬하게 운동하는 것보다 약한 운동이라도 오래 하는 것이 좋다.

유산소운동을 꾸준히 하면 지방을 연소시켜 뱃살이 빠질 뿐만 아니라 심장·폐·혈관이 튼튼해진다. 걷기·조깅·수영·자전거타기·등산·에어로빅 체조 등이 이에 해당되며, 인라인 스케이트와 스포츠댄스는 좋은 유산소운동이다.

②근력강화운동은 나이 많은 사람에게 더 필요하다.

근력은 근육의 힘이다. 근육은 나이 40을 넘으면, 점차 줄어들고 근력도 줄어든다. 이런 현상은 성장호르몬 감소와 깊은 관련이 있으며, 남성 호르몬 감소도 부분적으로 영향을 미친다.

대표적인 근력강화 운동으로는 자신의 체중을 이용하는 팔굽혀와 턱걸이가 있다. 그 밖에 아령 들기, 역기 들기, 헬스기구를 이용한 웨이트트레이닝이 있다.

살을 빼기 위해 운동하는 사람들은 유산소운동과 근력강호운동을 병행하는 것이 좋다. 20분 이상 유산소운동을 하면 체지방이 연소되지만 근육이 발달하면 체지방 연소는 더 빨리, 더 많이 일어난다. 근육은 에너지를 쓰는 곳이므로 그 만큼 열량을 많이 소모한다. 또한 근력강화운동은 골다공증을 예방하는 효과가 있다.

골다공증은 뼈에서 칼슘이 빠져 나가서 생긴다. 뼈와 근육이 지속적으로 자극을 주면 이를 예방할 수 있는데 체중부하운동이나 근력강화운동이 가장 효과적이다.

집에서 손쉽게 할 수 있는 근력강화 운동을 소개한다.

첫째, 앉았다 일어서기다. 허벅지근육과 엉덩이 근육이 보기 좋게 발달하고 하체 근력이 좋아진다. 집이나 사무실에서 틈나는 대로 하루 수십 번 반복한다.

둘째, 팔굽혀펴기다. 가슴 근육과 팔 근육 및 배 근육 발달에 좋은 운동이다. 근력이 약한 사람은 근육에 힘이 붙을 때까지 마루나 바닥에 엎드려 고도의 강도 높은 팔굽펴를 하지 말고 책상이나 걸상 또는 계단을 짚고 하는 것이 좋다. 팔굽펴운동을 하기에는 사우나탕의 홀바닥이 제일 좋지만 팔과 어깨의 힘이 약한 사람은 냉탕 가장자리나 탕 입구 계단에 두 손을 짚고 하는 것이 무난하다. 꾸준히 실천해서 상체근육의 힘이 세어지면 홀바닥이나 마루바닥에서 할 수 있다.

셋째, 뒤로 팔굽혀펴기다. 허리와 다리를 곧게 편 채 책상이나 의자 또는 계단을 뒤로 짚고 팔을 구부렸다 폈다를 반복한다. 팔 뒷부분 근육과 등근육을 발달시키는데 좋은 운동이다. 팔굽펴로 어깨가 벌어지는 것을 걱정하는 여성들에게 적합하다.

넷째, 윗몸일으키기다. 복근을 강화하는데 좋은 운동이다. 복근이 약한 사람이나 허리 통증이 있는 사람들은 이 운동하기가 힘들지만 이런 사람들일수록 더 복근운동이 필요하다. 윗몸을 다 일으키지 말고 복근에 힘을 주어 목과 상체만 약간 일으켰다가 약 5초 동안 멈췄다가 내리기를 반복하면 훌륭한 복근운동이 된다.

다섯째, 엎드려서 윗몸들어올리기다. 엎드린 자세에서 팔을 앞으로 뻗은 채 상체를 들고 5초 동안 멈췄다가 내리기를 반복한다. 이 운동을 꾸준히 하면 나이가 들어도 등이 굽지 않아 구부정해지지 않는다.

③유연성 운동은 관절과 근육을 부드럽게 풀어주는 운동이다.

유연성이 좋으면 요통이나 관절염, 오십견 등이 생기지 않으며 운동능력이 좋아진다.

근육의 유연성을 늘리는 운동으로는 스트레칭·맨손체조·에어로빅·스포츠댄스·요가 등이 좋다.

긴장과 스트레스는 근육 긴장을 가져와 근골격계 통증을 일으키고, 통증으로 숙면을 취하지 못하면 근육은 더욱 긴장하게 된다.

즐거운 마음으로 일하고 모든 일을 긍정적으로 생각하며 자주 크게 웃는 것 또한 스트레스를 줄이고 근육을 이완시키는 좋은 방법이다.

2006년 말 미국 학계의 3대 거성이 사망했다. 위대한 경영학

자 피터 드러커, 미국과 세계경제에 큰 영향을 미친 밀턴 프리드
만과 J.F. 갈브레이드가 그들이다. 그들은 90대 고령에도 왕성
한 연구 활동을 펼쳤다. 2007년 5월 시인이자 영문학자인 피천
득 교수는 향년 97세로 소천했다. 머리를 많이 쓰면 건강하게
장수한다는 주장을 입증한 셈이다.

몇 년 전 일본의 치매 연구소장이 내한하여 치매는 공부하는
좌뇌와 놀고 즐기는 우뇌가 고루 사용되지 않고 어느 한쪽만 많
이 사용하여 좌뇌와 우뇌의 불균형에서 발생한다고 했다. 대부
분의 보통사람들은 드라마 보고 노래를 듣기도 하고 부르기도
하며 춤도 추는 등 우뇌를 쓰고 있지만 공부하고 사색하는 좌뇌
는 잘 쓰지 않는 편이다.

사람은 다른 동물과 달리 고급 두뇌를 가진 고등동물이므로
적절한 운동으로 신체에 적절한 자극을 주고, 좌 · 우뇌의 적절
한 활동으로 심령에 적절한 자극을 가해야 생명을 강인하게 만
들고 강인한 생명만이 건강하고 보람찬 장수를 누리게 한다.

궤변학파의 표현을 빌린다면 하루하루를 건강하고 보람있게
살면 영생(永生)할 수도 있다. 영생이란 하루하루의 삶의 연장
에 불과하다고 볼 수 있기 때문이다.

하루 30분 운동으로 5짱 될 수 있다

지은이   배재연

펴낸이   장인행

인　쇄   2007년 8월 20일

발　행   2007년 8월 30일

펴낸곳   깊은솔

주　소   서울특별시 종로구 구기동 85-9번지 인왕 B/D 301호

전　화   02-396-1044(대표) / 02-396-1045(팩스)

등　록   제1-2904호(2001.8.31)

ⓒ 배재연, 2007

ISBN 978 -89 - 89917 - 23 -6 03510

값 9,500원